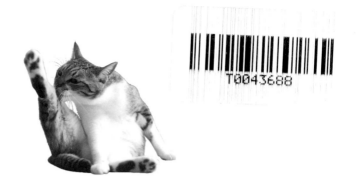

YOGA con GATOS

31 estiramientos de yoga inspirados por gatos

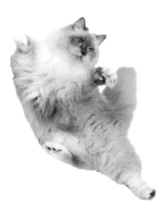

ROBIN
BOOK

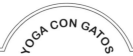

¿Se te ha ocurrido alguna vez pensar que los gatos podrían ser auténticos maestros del yoga? Es fascinante observar su manera de moverse y estirarse y ver cómo pueden pasar de un momento a otro de una alegre actitud juguetona a la relajación completa. Este libro incluye 31 estiramientos y posturas de yoga inspirados en los movimientos de nuestros amigos felinos.

El yoga se desarrolló miles de años atrás para calmar la mente a través de la práctica de ejercicios físicos y mentales. Sin embargo, el lado físico del yoga actual puede resultar un poco intimidatorio para los que nunca lo han probado o los que tengan poca flexibilidad. Si dejaras caer dos bolas desde la ventana de un segundo piso y una fuera de vidrio y la otra de goma, la de vidrio se rompería en pedazos, mientras que la bola de goma simplemente desaparecería rebotando calle abajo. Del mismo modo, un cuerpo rígido puede ser más susceptible de sufrir lesiones que un cuerpo más flexible.

Por eso es importante moverse y estirar el cuerpo. Además, no solo se beneficiará tu cuerpo, sino también tu mente. Es muy positivo detenerse unos instantes cada día para hacer algo que te sienta bien.

Empieza despacio, escoge una postura —cualquiera— y anímate a probarla. Te encantará descubrir cómo te sientes cuando empieces a imitar a tu gato.

Índice:

★ – Súper fácil   ★ ★ – Fácil   ★ ★ ★ – Difícil

⟨Antes de empezar...⟩

1   Evita estos estiramientos si tienes dolores o lesiones.

Si tienes alguna lesión, sientes alguna dolencia o simplemente no te encuentras bien, es preferible que te relajes y te limites a disfrutar de las imágenes. Si en estos momentos estás embarazada o tienes dudas de si puedes o no probar alguno de estos estiramientos, te recomiendo que lo consultes antes con el médico.

2   Quítate los zapatos.

Es muy agradable hacer estos estiramientos sin zapatos y sin calcetines para que puedas notar el contacto de tus pies con la esterilla o el suelo. No te olvides de estirar y extender también los dedos de tus pies.

3   Ponte ropa cómoda.

No necesitas prendas de yoga sofisticadas ni *leggings* especiales con poderes mágicos. Ponte ropa que no limite tus movimientos, pero que tampoco sea demasiado holgada.

4   Utiliza una esterilla o una toalla.

No es imprescindible, pero, si puedes, utiliza una esterilla de yoga, una toalla, un cojín o una manta. Con estos accesorios podrás hacer los estiramientos más cómodamente, pero ten cuidado de no resbalarte si usas una toalla o una manta.

Las marcas azules de la figura muestran la parte del cuerpo que se está trabajando en cada estiramiento.

5   No olvides respirar.

A veces nos olvidamos de respirar si la sensación del estiramiento es intensa. ¡Respira! No es solo importante a nivel físico; una respiración lenta y regular también ayuda a calmar tu mente.

6   Mantén la postura durante varias respiraciones.

Verás que te proponemos mantener la postura durante cinco respiraciones. El número de respiraciones puede variar. Lo importante es que te tomes tu tiempo. No tengas prisa por hacer una postura y pasar a la siguiente.

7   Hazle caso a tu cuerpo.

Las imágenes son referencias visuales. Puede que tu postura no sea igual a la de los gatos o la modelo. ¡No pasa nada! Haz lo que puedas sin forzarte en exceso.

8   Estira en cualquier momento del día.

Si estiras por la mañana, te ayudará a despertarte, y si estiras por la noche, te ayudará a liberar tensiones antes de ir a la cama. Incluso puedes hacer alguna de estas posturas durante un descanso en el trabajo o entre clases. En fin, puedes probarlas cuando quieras.

* La autora y la editorial no se hacen responsables de posibles lesiones causadas por la práctica de estos estiramientos. Toma las precauciones necesarias y estira asumiendo los riesgos.

¡Manos arriba!

Levanta los brazos y estira los laterales de tu cuerpo.

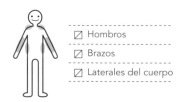

☑ Hombros

☑ Brazos

☑ Laterales del cuerpo

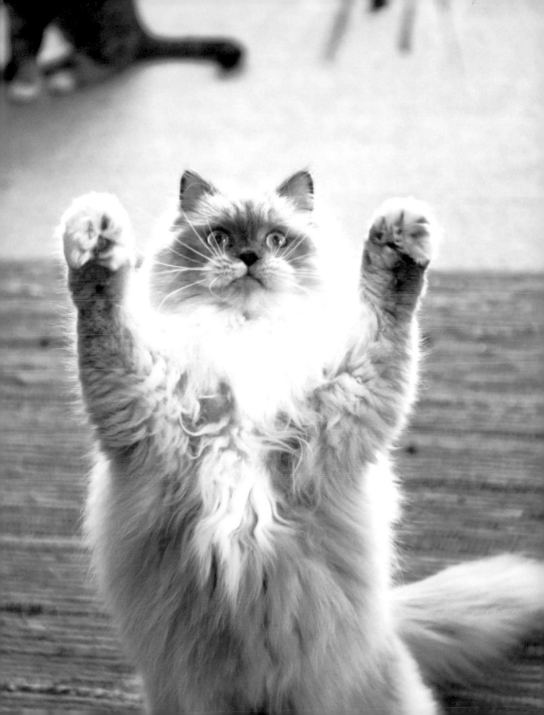

¡Manos arriba!

Con los pies firmemente apoyados en el suelo, levanta los brazos por encima de la cabeza para estirar los laterales de tu cuerpo.

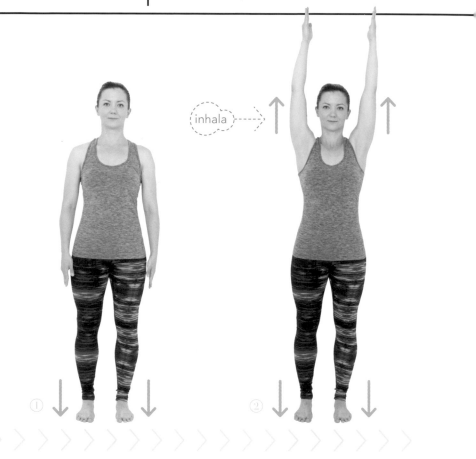

inhala

1 De pie con los pies separados al ancho de la cadera. Imagínate que tus pies están anclados en el suelo mientras tu columna se alarga dirigiendo la parte superior de tu cabeza hacia el cielo.

2 Levanta los brazos por encima de la cabeza mientras inhalas por la nariz. Estira los codos aunque tengas que abrir más los brazos.

Beneficios:

- Libera la tensión en los hombros ■ Relaja el cuerpo y la mente
- Tonifica la parte superior de los brazos

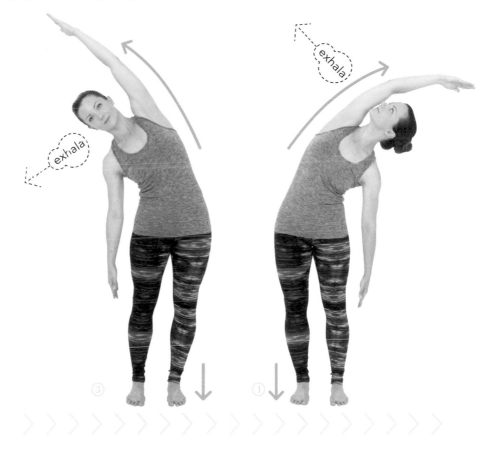

exhala

exhala

③

①

3 Baja el brazo derecho hacia el costado y deja el brazo izquierdo levantado. Inclina tu cuerpo hacia la derecha mientras exhalas. Mantén el estiramiento durante cinco respiraciones.

4 Inhala para regresar al centro y vuelve a exhalar mientras repites los mismos pasos al otro lado.

Inclinación hacia delante

Siéntate con las piernas estiradas e inclínate hacia delante.

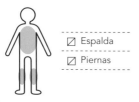

☑ Espalda

☑ Piernas

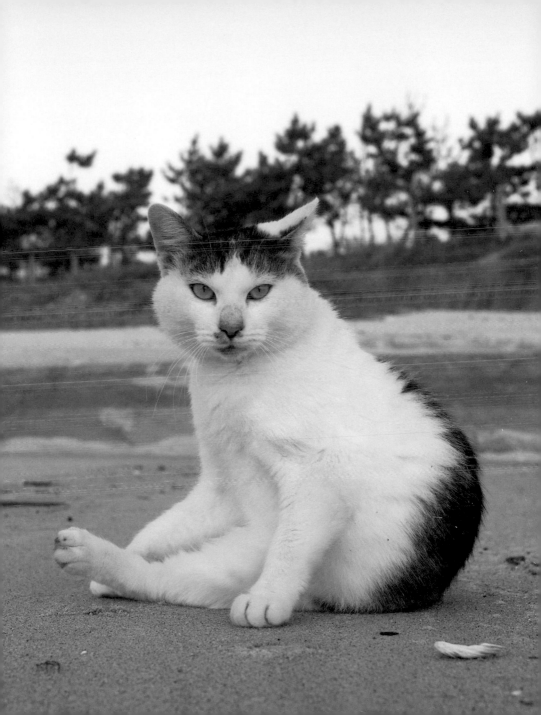

Inclinación hacia delante

Desde una posición sentada, levanta los brazos por encima de la cabeza, alarga la columna e inclínate hacia delante en *paschimottanasana*, una de las posturas de yoga más populares.

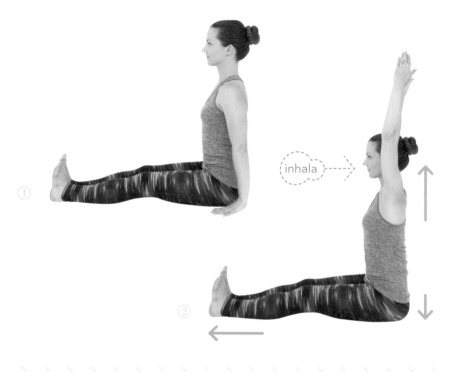

inhala

1 Siéntate con las piernas estiradas enfrente de ti y alarga la columna. Si te resulta difícil alargar la columna, siéntate al borde de un cojín o de una manta doblada para facilitar el estiramiento hacia delante con la espalda recta, en lugar de hacerlo con la espalda redonda.

2 Levanta los brazos sobre la cabeza para que se alarguen los laterales de tu cuerpo mientras inhalas.

Beneficios:

- Se estira toda la espalda
- Ayuda a mejorar la digestión ■ Disminuye la fatiga
- Puede aliviar los dolores de cabeza ■ Ayuda a reducir el estrés

★ ☆ ☆

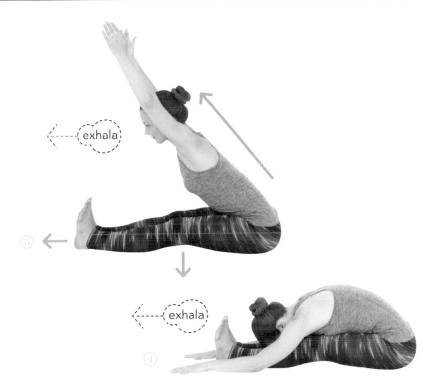

3 Dóblate hacia delante desde la cadera exhalando. Detente en el punto que sientas un estiramiento moderado en tus isquiotibiales, los músculos situados en la parte posterior de los muslos. Permanece en la postura durante cinco respiraciones.

4 Si te sientes bien, puedes profundizar la inclinación y mantener la postura cinco respiraciones más.

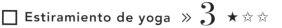

☐ **Estiramiento de yoga** » 3 ★☆☆

Cuclillas + torsión

Siéntate en cuclillas y gira.

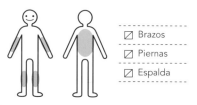

☑ Brazos
☑ Piernas
☑ Espalda

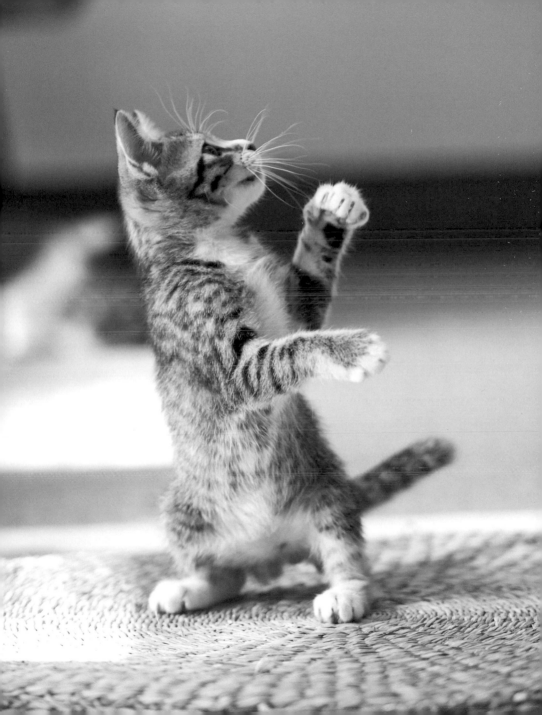

Cuclillas + torsión

Siéntate en cuclillas, lleva las palmas de las manos juntas a la altura del corazón y gira suavemente a cada lado. Si quieres, puedes extender tus brazos para hacer una variación de *malasana* o la postura de la guirnalda.

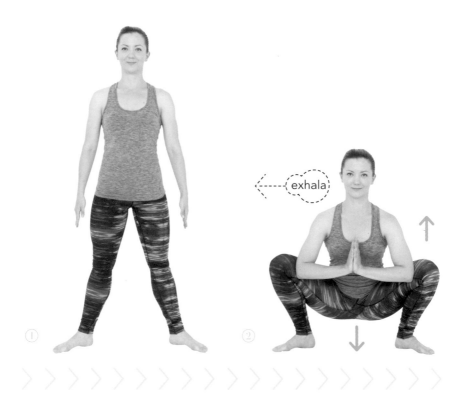

exhala

1 Separa las piernas un poco más del ancho de la cadera con los pies girados ligeramente hacia fuera, en la misma dirección que tus rodillas.

2 Junta las palmas de las manos y, en una exhalación, flexiona rodillas y desciende hasta colocarte en cuclillas. Acomoda los codos en la parte interior de las rodillas y presiónalas levemente.

Beneficios:

- Fortalece las piernas ■ Ayuda a reducir el dolor lumbar
- Mejora la flexibilidad en las articulaciones de la cadera
- Ayuda a aliviar el estreñimiento

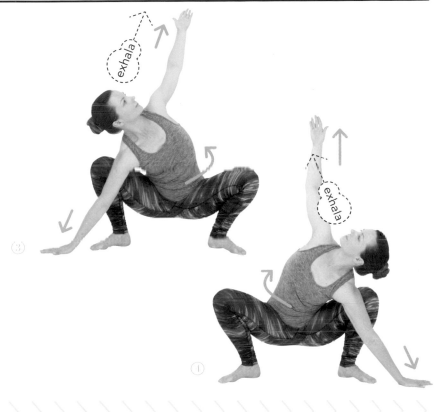

3 Extiende el brazo derecho por delante de la espinilla de la pierna derecha. Apoya la mano o la punta de los dedos en el suelo. Extiende el brazo izquierdo en diagonal con respecto al brazo derecho. Gira hacia la izquierda y exhala al mismo tiempo. Mantén la postura durante cinco respiraciones.

4 Inhala mientras regresas al centro y repite el ejercicio en el lado opuesto.

De mesa a plancha

Desde la posición de la mesa, extiende las piernas hacia atrás para colocarte en plancha.

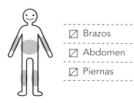

☑ Brazos

☑ Abdomen

☑ Piernas

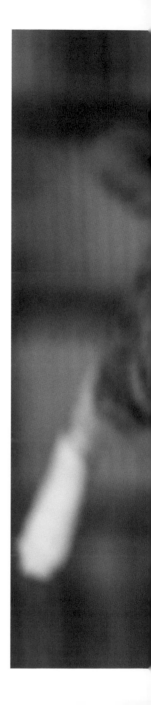

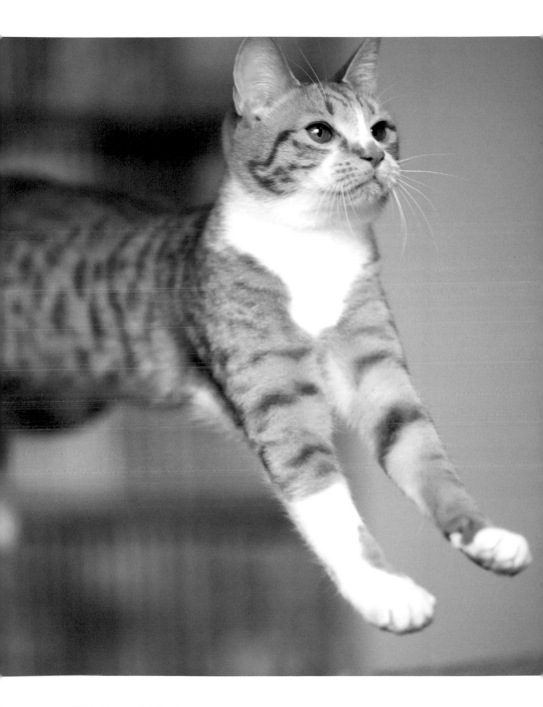

De mesa a plancha

Para practicar *kumbhakasana*, estira las piernas hacia atrás como si fueras a hacer flexiones, manteniéndote fuerte y firme como una tabla de madera.

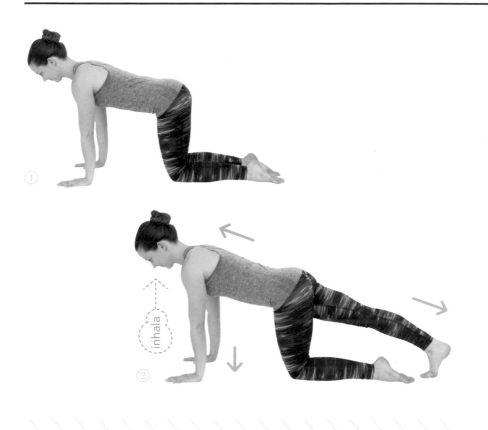

inhala

1 Apoya las rodillas y las manos sobre el suelo de modo que las muñecas queden alineadas con los hombros y las rodillas con la cadera.

2 Extiende la pierna derecha hacia atrás inhalando.

Beneficios:

- Fortalece el abdomen ■ Tonifica los brazos
- Fortalece la musculatura pectoral
- Mejora la postura ■ Ayuda a aliviar el dolor lumbar

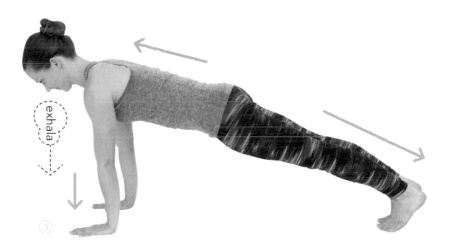

exhala

3 Extiende la pierna izquierda en la siguiente inhalación. Presiona los talones hacia atrás; y contrae los abdominales para mantener la espalda recta. Evita levantar o hundir la cadera —piensa en una tabla de madera— y no dejes caer la cabeza. Mantén la posición durante cinco respiraciones.

Estiramiento triangular

Con las piernas bien separadas, inclina el torso y extiende los brazos desde la tierra al cielo.

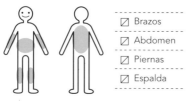

☑ Brazos

☑ Abdomen

☑ Piernas

☑ Espalda

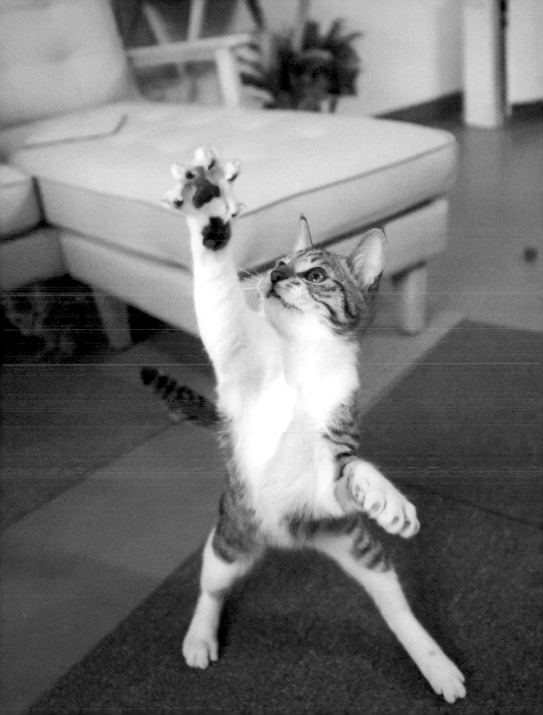

Estiramiento triangular

Desde el lado derecho de la cadera, inclina el torso hacia la pierna derecha y extiende la mano izquierda hacia el techo.

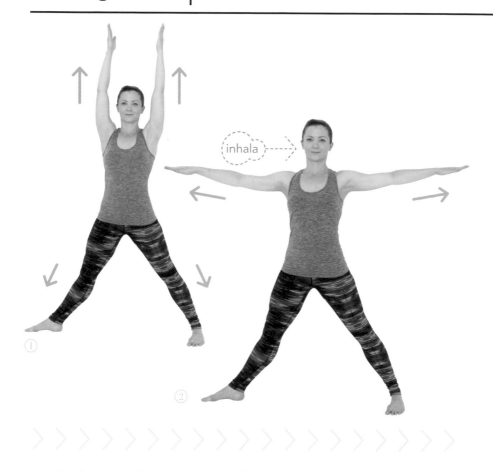

1 De pie, con las piernas bien separadas. Gira el pie derecho 90 grados hacia la derecha y el pie izquierdo ligeramente hacia adentro. Levanta los brazos sobre la cabeza e inhalando estira los laterales del torso.

2 En una exhalación, baja los brazos a la altura de los hombros manteniendo el estiramiento.

★ ☆ ☆

Beneficios:

■ Ayuda a liberar la tensión de la espalda ■ Fortalece las piernas
■ Ayuda a reducir el estrés ■ Ayuda a mejorar la digestión

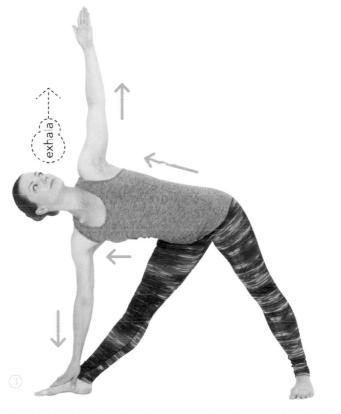

exhala

③

> > > > > > > > > > > > > > > > > > >

3 A la vez que exhalas, desde la cadera inclina lentamente la parte derecha del torso hacia tu pierna derecha. Coloca la mano derecha sobre cualquier parte de la pierna del mismo lado evitando la rodilla. Si llegas, colócala apoyada en el suelo. Extiende el brazo izquierdo por encima de la cabeza. Dirige la mirada hacia tu mano izquierda, si tu cuello te lo permite. Mantén la postura durante cinco respiraciones.

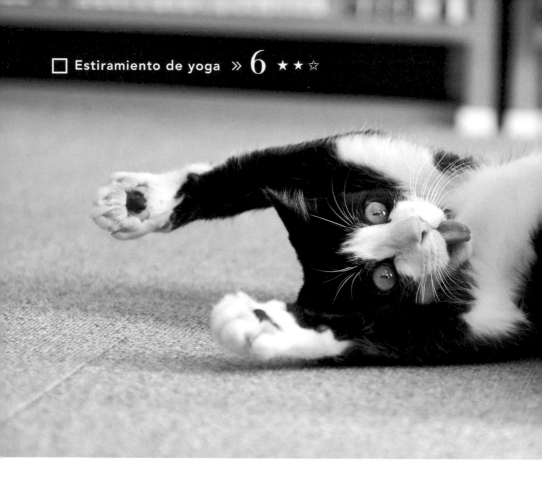

Gato feliz

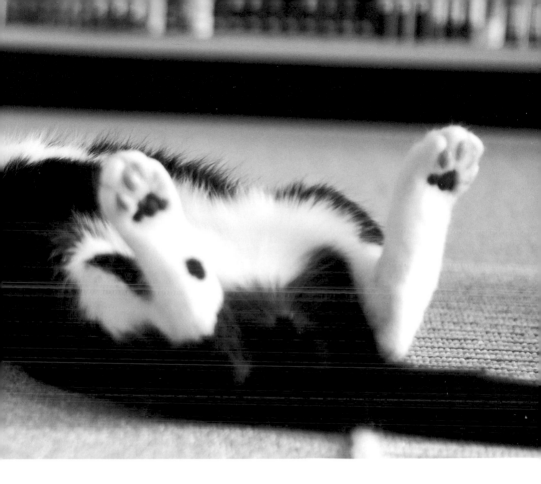

Recuéstate boca arriba, lleva las rodillas hacia las axilas y agárrate los pies.

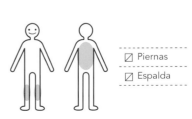

☑ Piernas
☑ Espalda

Gato feliz

Saca al gato que llevas dentro llevando las rodillas a las axilas y extendiendo las piernas, al tiempo que giras de lado a lado en *ananda balasana*.

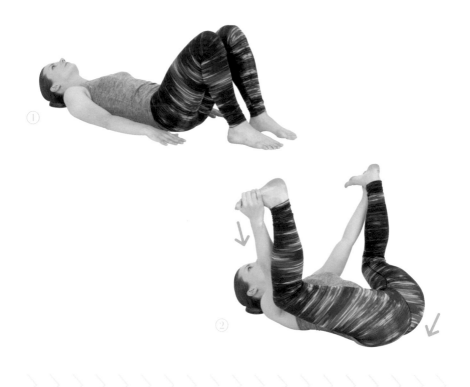

1 Recuéstate boca arriba con las rodillas flexionadas.

2 Lleva las rodillas hacia las axilas y levanta las plantas de los pies en dirección al techo. Agárrate a los pies, los tobillos o detrás de las rodillas.

Beneficios:

- Tranquiliza la mente ■ Ayuda a reducir el estrés
- Puede aliviar el dolor lumbar ■ Disminuye la fatiga

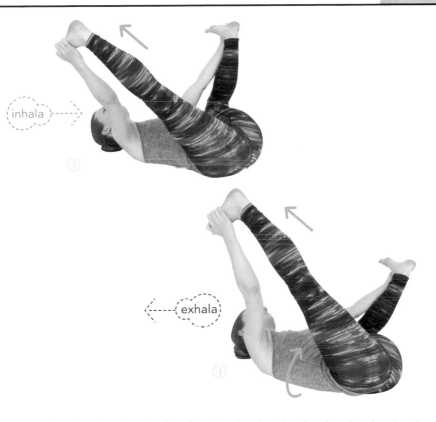

inhala

exhala

> > > > > > > > > > > > > > > > > >

3 Con una inhalación, empieza a extender la pierna derecha en diagonal hacia arriba, alejándola de la pierna izquierda. Mantén la postura durante cinco respiraciones.

4 Déjate caer hacia la izquierda y apoya el muslo izquierdo en el suelo. Aleja un poco más la pierna derecha de la izquierda para conseguir un mayor estiramiento del muslo interno. Mantén la posición durante cinco respiraciones. Repite los pasos 3 y 4 para estirar el lado opuesto.

29

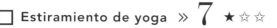

¡Saca la lengua!

Abre bien la boca y saca la lengua hacia fuera.

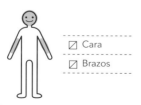

☑ Cara

☑ Brazos

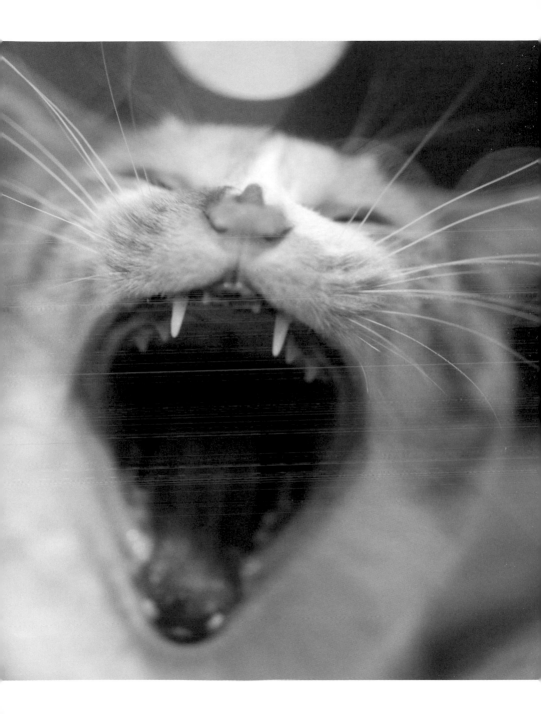

¡Saca la lengua!

Con la boca bien abierta, saca la lengua y exhala como un gato —¡o incluso un león!— para hacer la postura del león o *simhasana*.

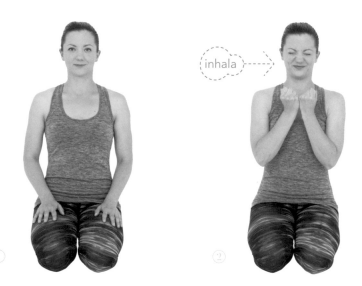

inhala

1. Arrodíllate en el suelo y siéntate sobre los talones. Si esta posición no te resulta cómoda, puedes sentarte con las piernas cruzadas o en una silla.

2. Con una inhalación, cierra los ojos y contrae los músculos de la cara hacia la punta de la nariz. Cierra los puños y acércalos al mentón.

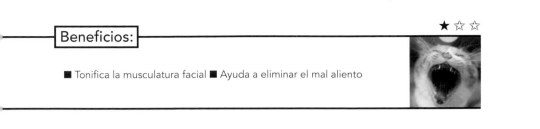

Beneficios:

■ Tonifica la musculatura facial ■ Ayuda a eliminar el mal aliento

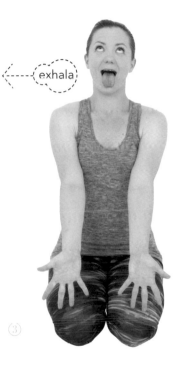

{ - - - - (exhala)

③

〉〉〉〉〉〉〉〉〉〉〉〉〉〉〉〉〉〉〉〉〉〉

3 Mientras abres la boca, estira la lengua hacia el mentón, pon los ojos en blanco mirando hacia arriba, exhala con el sonido «AAAAH» y extiende los brazos con las palmas de las manos abiertas y los dedos estirados. Repite los pasos 2 y 3 cinco veces.

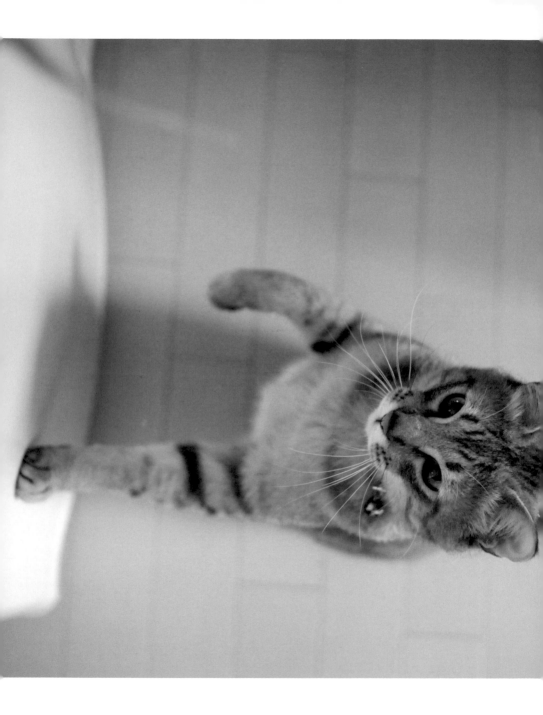

Mano en la pared

(y una patada hacia atrás)

Apoya una mano en la pared
mientras con la otra agarras tu pie.

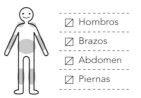

☑ Hombros

☑ Brazos

☑ Abdomen

☑ Piernas

Mano en la pared

(y una patada hacia atrás)

Para probar esta variación de *natarajasana*, o postura del bailarín, agarra un pie estirando la parte delantera del muslo y, de forma opcional, utiliza la pared para ayudarte a mantener el equilibrio.

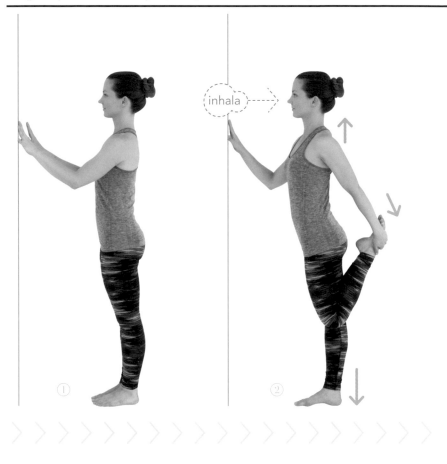

inhala

1 Colócate de pie a unos 30 o 40 cm de la pared apoyando los dedos de la mano derecha.

2 Mantén la mano derecha apoyada en la pared y, en una inhalación, dobla la rodilla izquierda para agarrar el pie con la mano izquierda. Acerca las rodillas.

Beneficios:

- Libera la tensión en los hombros
- Tonifica la musculatura abdominal
- Mejora el equilibrio ■ Fortalece las piernas y la zona lumbar

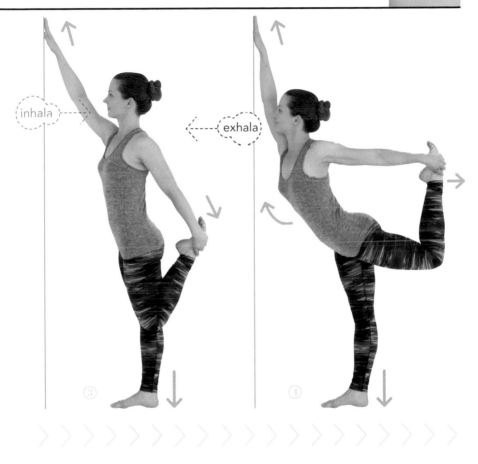

inhala

exhala

③

④

3 Mientras vuelves a inhalar, extiende el brazo derecho hacia el techo.

4 En una exhalación, inclina el torso hacia la pared y empuja con el pie hacia atrás mientras separas el muslo de la pared. Mantén la posición durante cinco respiraciones.

Postura del guerrero

Da un paso hacia atrás y flexiona la rodilla delantera con los brazos elevados por encima de la cabeza.

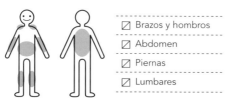

☑ Brazos y hombros

☑ Abdomen

☑ Piernas

☑ Lumbares

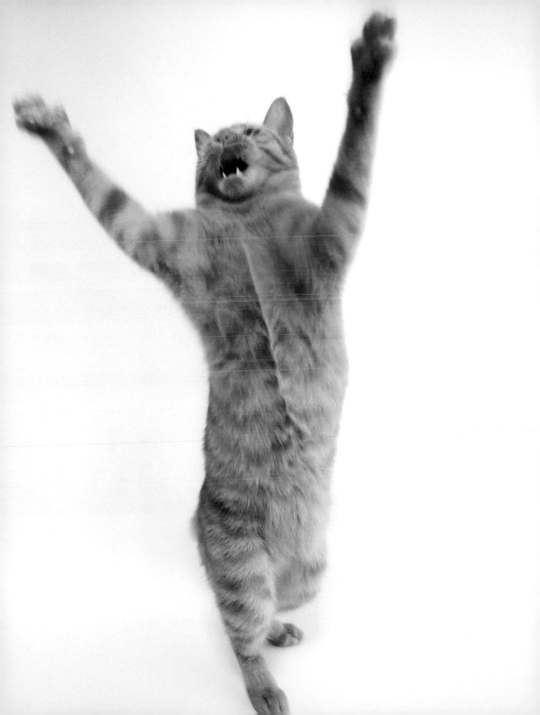

Postura del guerrero

Permanece firme con la pierna de atrás recta, la pierna delantera flexionada y los brazos alzados como si fueras un guerrero en *virabhadrasana 1*.

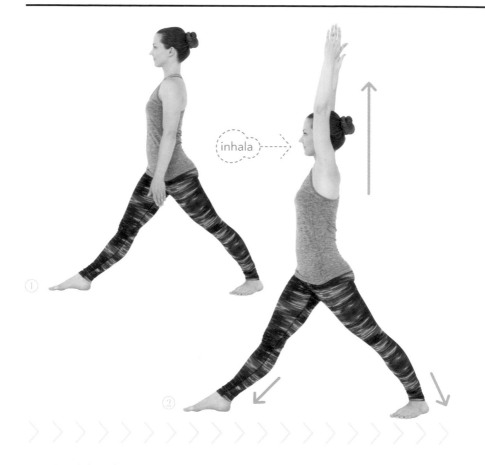

inhala

1   Coloca el pie derecho hacia adelante y el pie izquierdo hacia atrás. Alinea el talón de atrás con el de delante; o separa más los pies si sientes que te tambaleas. Gira el pie izquierdo 45 grados hacia fuera.

2   Con una inhalación, levanta los brazos hacia arriba. Mantén los hombros relajados y los pies firmemente anclados en el suelo.

Beneficios:

- Libera la tensión en los hombros y en la espalda
- Tonifica las nalgas ■ Fortalece las piernas y la zona lumbar

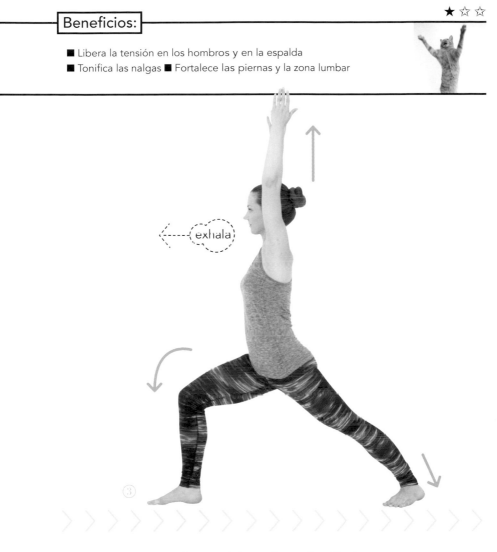

exhala

③

3 En una exhalación, flexiona la rodilla derecha manteniéndola alineada con el tobillo. Mantén la pierna izquierda recta y quédate en la posición durante cinco respiraciones. Repite los pasos en el lado opuesto.

Giro recostado

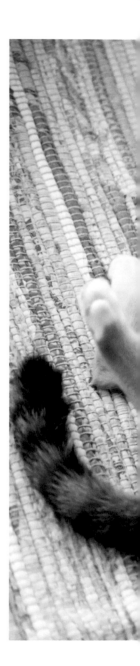

Acuéstate de espaldas con las rodillas dobladas y baja las piernas hacia un lado.

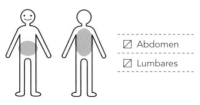

☑ Abdomen

☑ Lumbares

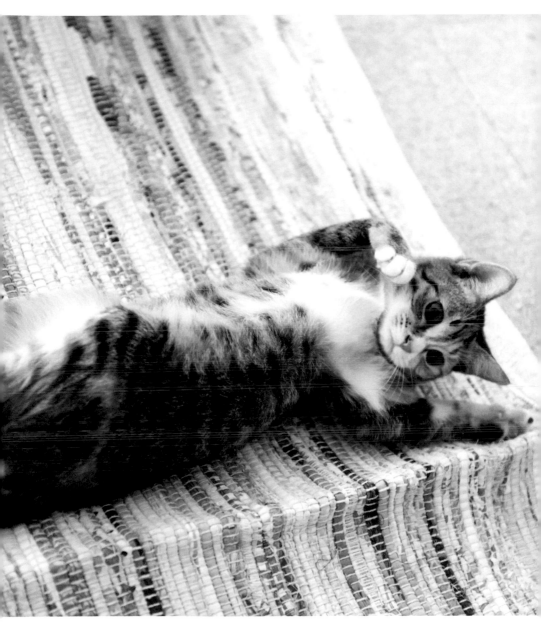

Giro recostado

Estira suavemente los laterales y la espalda girando el torso y bajando las piernas a cada lado en esta variación de *jathara parivartanasana*.

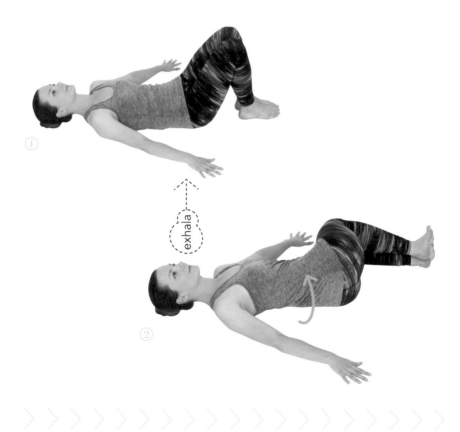

exhala

1 Acuéstate de espaldas. Junta las piernas mientras flexionas las rodillas y coloca los pies planos en el suelo.

2 Mueve la cadera ligeramente hacia la derecha. Después, exhala y baja las piernas hacia la izquierda. Ajusta las piernas para que las rodillas formen un ángulo de 90 grados.

Beneficios:

- Ayuda a mejorar la digestión ■ Ayuda a desintoxicar el cuerpo
- Ayuda a reducir el estrés ■ Puede prevenir el dolor lumbar

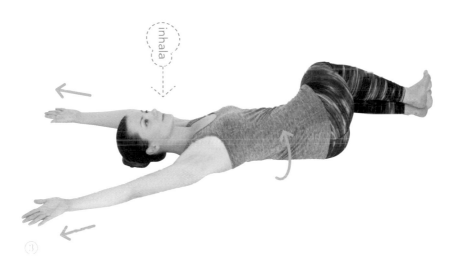

inhala

3 Extiende los brazos por encima de la cabeza con las palmas hacia arriba. Mantén la posición durante cinco respiraciones. Repite del otro lado.

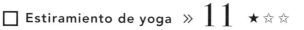

Giro sentado

Siéntate sobre los talones y gira el torso hacia un lado.

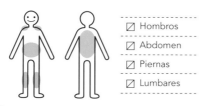

☑ Hombros

☑ Abdomen

☑ Piernas

☑ Lumbares

Estiramiento de yoga » 11 ★ ☆ ☆

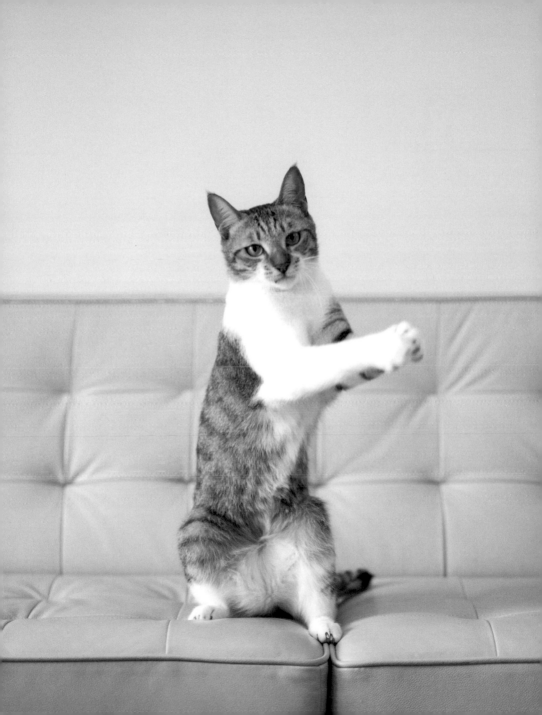

Giro sentado

Para probar la postura del rayo, o *vajrasana*, siéntate sobre los talones y gira el torso a cada lado; y si quieres profundizar el giro, lleva la mano a la cintura.

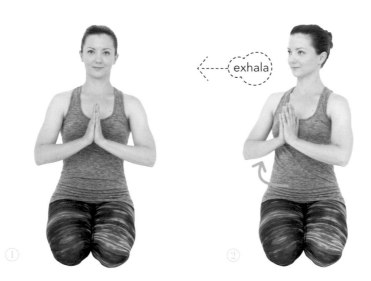

exhala

1 Siéntate sobre los talones y junta las palmas de las manos a la altura del corazón. Si esta posición no te resulta cómoda, siéntate con las piernas cruzadas o en una silla.

2 Con las palmas de las manos juntas, exhala mientras empiezas a girar el torso hacia la derecha desde el abdomen.

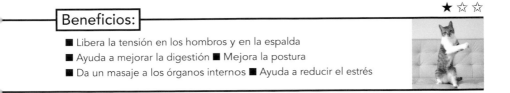

Beneficios:

- Libera la tensión en los hombros y en la espalda
- Ayuda a mejorar la digestión ■ Mejora la postura
- Da un masaje a los órganos internos ■ Ayuda a reducir el estrés

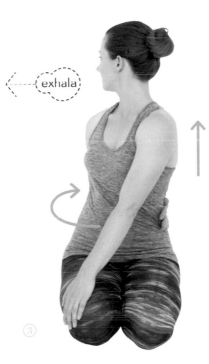

exhala

3 Lleva la mano izquierda hacia la rodilla derecha y la mano derecha detrás de ti. También puedes llevar la mano derecha hacia atrás y colocarla sobre el lado izquierdo de la cintura. Inhala para alargar la columna y exhala suavemente para estirar un poco más. Mantén la posición durante cinco respiraciones; y repite hacia el otro lado.

Estiramiento lateral

Siéntate de costado, inclina el torso a un lado desde la cadera.

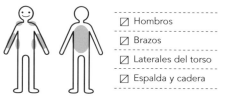

☑ Hombros

☑ Brazos

☑ Laterales del torso

☑ Espalda y cadera

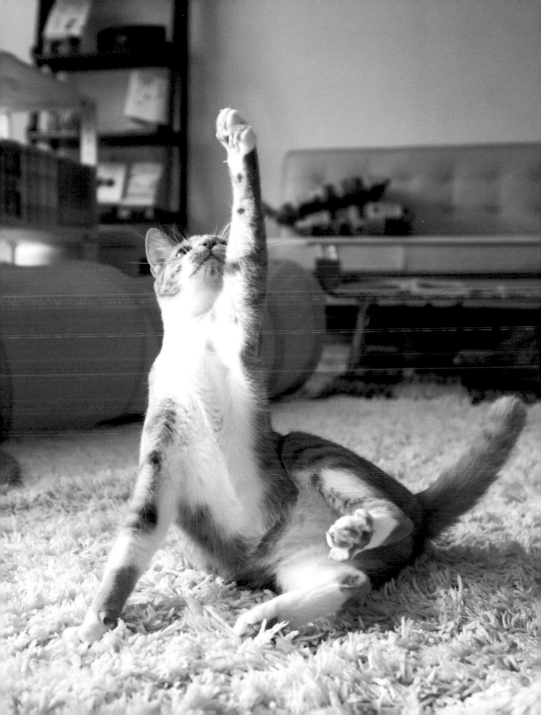

Estiramiento lateral

Siéntate de lado, coloca una mano en el suelo y la otra sobre la cabeza para sentir cómo la parte lateral de tu cuerpo se estira.

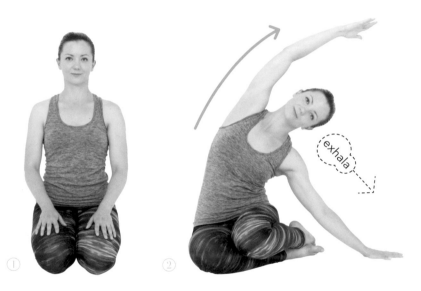

exhala

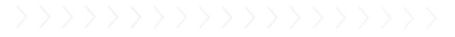

1 Siéntate sobre los talones. Si esta posición no te resulta cómoda, siéntate con las piernas cruzadas o en una silla.

2 Desliza la cadera hacia la derecha. Coloca la mano izquierda en el suelo alineada con la cadera. En una exhalación, empieza a inclinar el torso hacia la izquierda con el brazo derecho extendido paralelo a la cabeza. Mantén el estiramiento durante cinco respiraciones.

Beneficios:

■ Libera la tensión en los hombros y en la espalda
■ Disminuye la fatiga ■ Ayuda a reducir el estrés

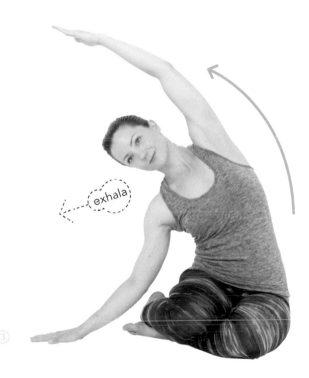

exhala

③

> > > > > > > > > > > > > > > > > > > >

3 Regresa al centro. Repite del otro lado; y mantén la posición durante cinco respiraciones.

Estiramiento de pierna recostado

Acuéstate de espaldas y estira una pierna hacia arriba para conseguir un buen estiramiento.

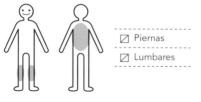

☑ Piernas

☑ Lumbares

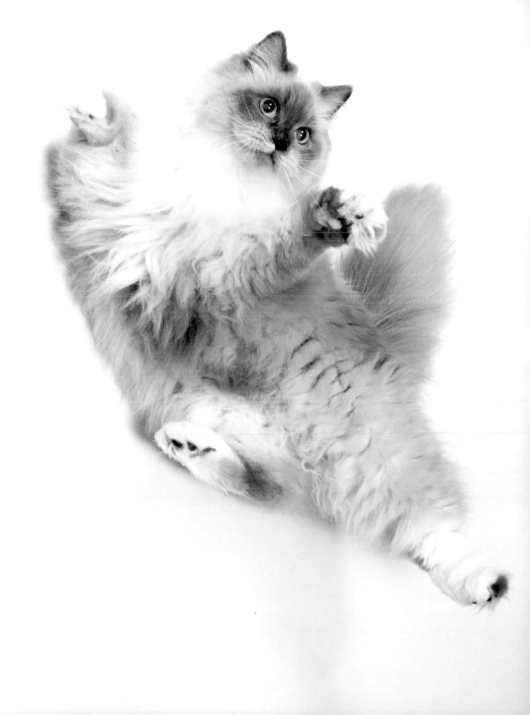

Estiramiento de pierna recostado

Túmbate de espaldas para hacer la postura del dedo gordo del pie recostado, *supta padangusthasana*. Agarra el dedo pulgar del pie, levanta la pierna y ábrela hacia un lado.

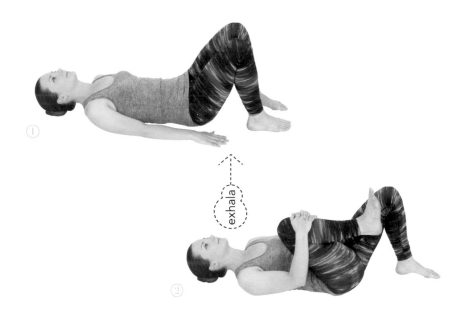

exhala

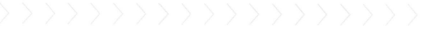

1 Recuéstate boca arriba con las rodillas flexionadas y los pies planos sobre el suelo.

2 En una exhalación, lleva la rodilla derecha hacia el pecho ayudándote con la mano.

Beneficios:

- Ayuda a prevenir y aliviar el dolor lumbar
- Mejora la circulación en las piernas
- Ayuda a aliviar el estreñimiento

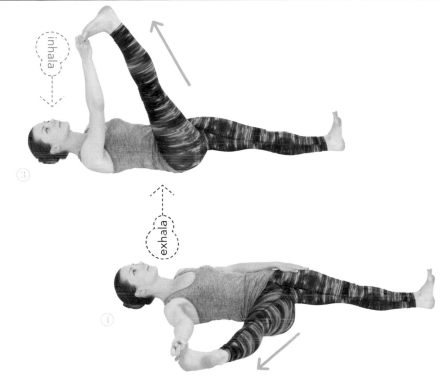

inhala

exhala

3 Agarra el dedo pulgar de tu pie derecho con los dedos pulgar, índice y corazón de la mano derecha. Si no llegas, agarra la pierna por detrás de la rodilla o del muslo. Estira la pierna hacia arriba mientras inhalas. Puedes quedarte en la posición durante cinco respiraciones.

4 Fija el lado izquierdo de la cadera en el suelo ayudándote con la palma de la mano izquierda. Abre la pierna derecha hacia el costado. Mantén la posición durante cinco respiraciones.

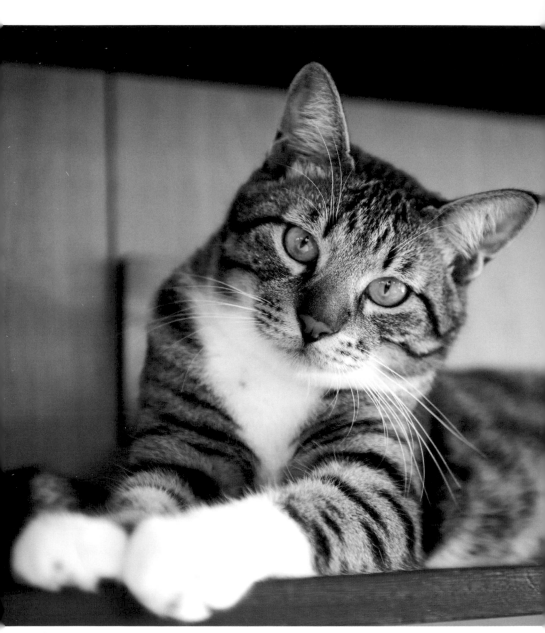

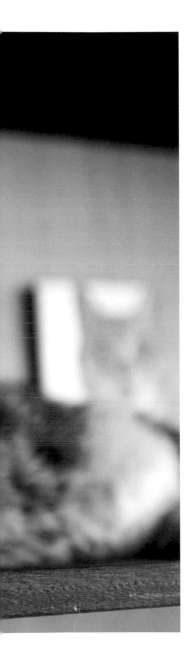

Postura de la esfinge

Túmbate boca abajo y levanta el torso apoyándote en los antebrazos.

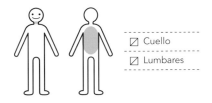

☑ Cuello

☑ Lumbares

Postura de la esfinge

Si quieres transformarte en la famosa Gran Esfinge, túmbate boca abajo, estira las piernas hacia atrás, presionando el empeine contra el suelo, y levanta el torso apoyándote en los antebrazos.

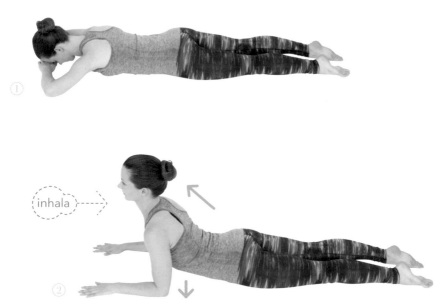

inhala

1 Acuéstate boca abajo en el suelo, dobla los codos y coloca las manos una encima de la otra para reposar la frente.

2 Levanta la cabeza, el cuello y el pecho para apoyarte en los antebrazos. Coloca los codos debajo de los hombros y los antebrazos paralelos uno al otro.

Beneficios:

■ Libera la tensión en el cuello y en los hombros ■ Tonifica las nalgas
■ Ayuda a prevenir el dolor lumbar ■ Ayuda a reducir el estrés

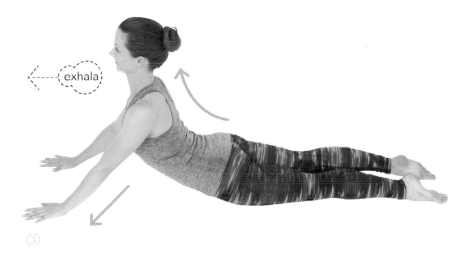

exhala

③

> > > > > > > > > > > > > > > > > >

3 Si no sientes ninguna molestia en la zona lumbar, presiona las manos contra el suelo para levantar los codos y estirar los brazos. Relaja los hombros alejándolos de las orejas y aguanta la postura durante cinco respiraciones.

Postura del gato

Colócate en posición cuadrúpeda, y arquea y redondea la espalda.

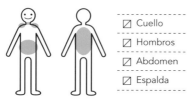

☑ Cuello

☑ Hombros

☑ Abdomen

☑ Espalda

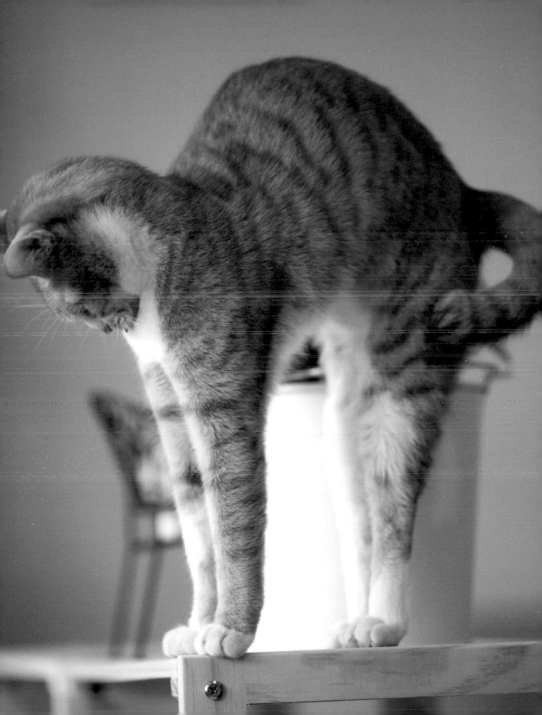

Postura del gato

La postura del gato, llamada *marjaryasana*, te permite estirar la parte frontal y la parte trasera de tu cuerpo redondeando y arqueando la columna, ¡tal y como hacen los gatos!

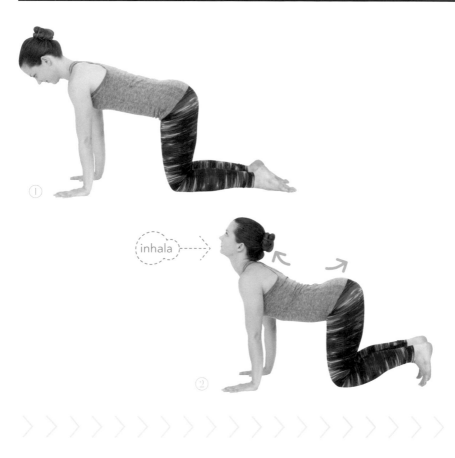

inhala

1
Apoya las rodillas y las manos sobre el suelo de modo que las muñecas queden alineadas con los hombros y las rodillas con la cadera.

2
Mientras inhalas, arquea la espalda hacia abajo levantando el coxis. Dirige tu mirada hacia delante y hacia arriba, apoyando las puntas de los pies en el suelo.

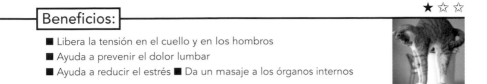

Beneficios:

- Libera la tensión en el cuello y en los hombros
- Ayuda a prevenir el dolor lumbar
- Ayuda a reducir el estrés ■ Da un masaje a los órganos internos

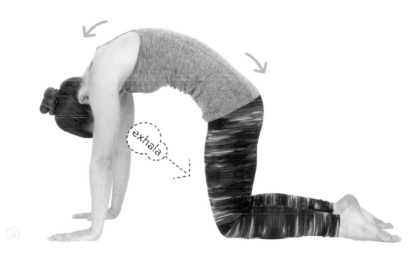

exhala

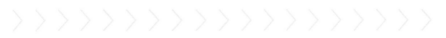

3 Mientras exhalas, redondea la columna llevando el coxis hacia abajo y hacia dentro. Lleva la barbilla hacia el pecho y apoya el empeine de los pies en el suelo. Repite los pasos 2 y 3 cinco veces.

Equilibrio con los brazos cruzados

Mantén el equilibrio con las piernas y los brazos cruzados.

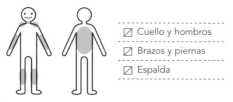

☑ Cuello y hombros

☑ Brazos y piernas

☑ Espalda

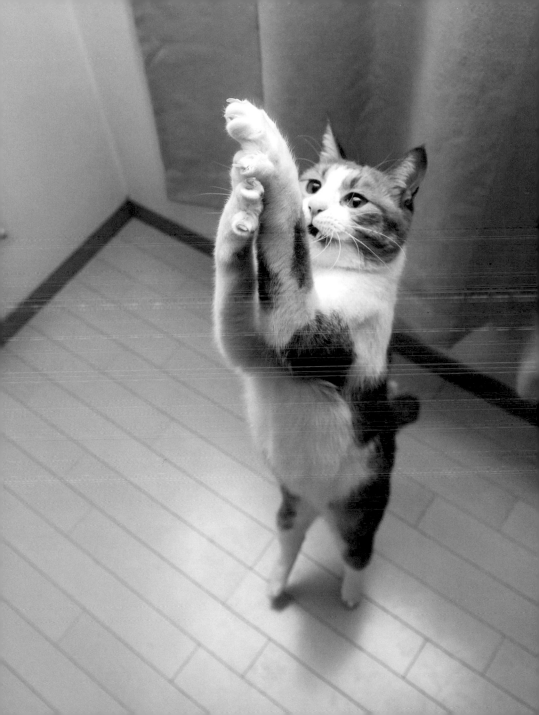

Equilibrio con los brazos cruzados

Para hacer la postura del águila, *garudasana*, apóyate con un solo pie y mantén los brazos cruzados y, si quieres, inclínate hacia delante.

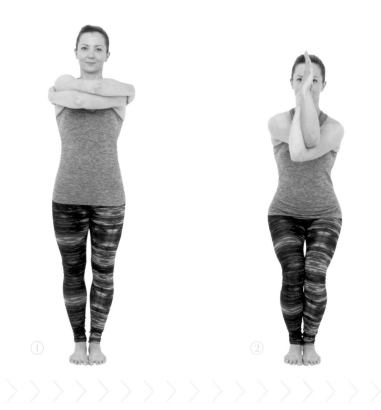

① ②

> >

1 Comienza de pie con los pies juntos.

2 Tienes tres opciones. 1) Cruzar el brazo derecho por encima del izquierdo y abrazar tus hombros. 2) Cruzar las manos de modo que la parte posterior de los dedos de la mano izquierda estén en contacto con el dorso de la mano derecha. 3) Cruzar los antebrazos dos veces de modo que los dedos de la mano izquierda toquen la palma derecha. Flexiona las rodillas con cualquiera de las tres opciones.

Beneficios:

- Disminuye la rigidez en los hombros
- Fortalece las piernas y la cadera ■ Tonifica las nalgas

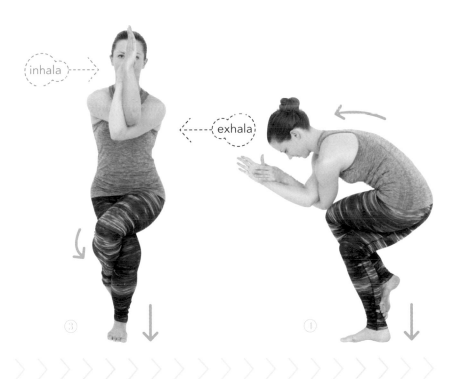

inhala

exhala

>>>>>>>>>>>>>>>>>>>>>>>>

3 Mientras inhalas, levanta la pierna izquierda y cruza la rodilla por encima de la pierna derecha. Si quieres, puedes colocar el dorso del pie izquierdo detrás de la pantorrilla derecha.

4 Mientras exhalas, inclina el torso hacia delante, llevando los codos hacia las rodillas. Mantén la postura durante cinco respiraciones y, después, repite del otro lado.

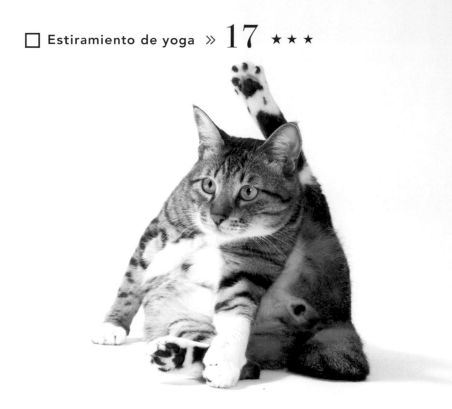

¡Levanta una pierna!

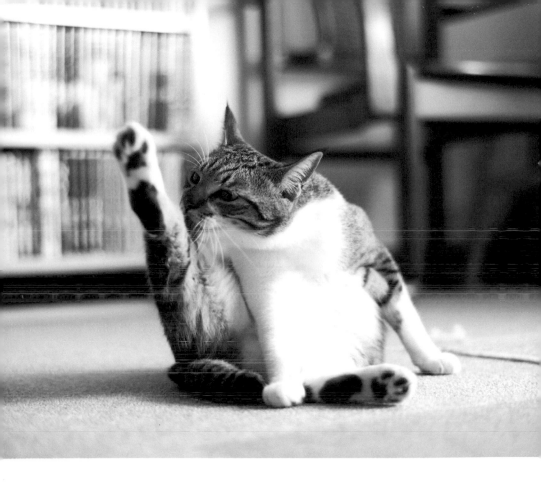

Partiendo de una posición sentada con las piernas cruzadas, levanta y estira la pierna por encima del hombro.

☑ Laterales del cuerpo

☑ Piernas

¡Levanta una pierna!

Para hacer la postura de la brújula, *parivrtta surya yantrasana*, levanta una pierna por encima del hombro y estírala en diagonal hacia el techo.

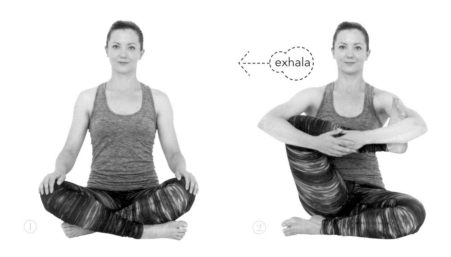

exhala

1 Siéntate con la pierna derecha cruzada por delante de la izquierda.

2 Mientras inhalas, lleva la espinilla derecha al pecho y, después, exhala.

★ ★ ★

Beneficios:

■ Ayuda a reducir el estrés y a levantar el ánimo
■ Ayuda a mejorar la digestión

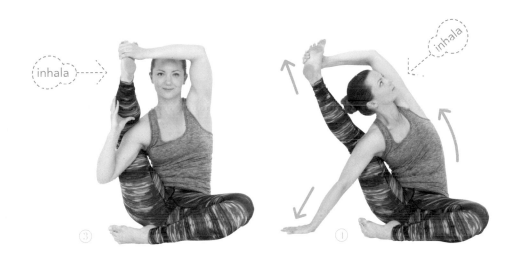

inhala

inhala

③

①

> >

3 En la próxima inhalación, levanta la pierna derecha por detrás del hombro, agarrando el pie derecho con la mano izquierda y aguantando la pantorrilla con la mano derecha.

4 Continúa agarrando la parte superior de tu pie derecho con la mano izquierda y apoya en el suelo el brazo derecho, estirando hacia ese costado todo tu cuerpo. En una inhalación, empieza a estirar la pierna derecha todo lo que puedas sin forzar demasiado. Si no sientes ninguna molestia en las vertebrales, puedes dirigir tu mirada hacia la parte superior de tu brazo izquierdo. Mantén la postura durante cinco respiraciones y repite el ejercicio en el lado contrario.

73

Hombros arriba y abajo

Túmbate de espaldas y levanta brazos y hombros alternando los dos lados.

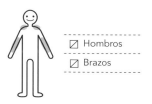

☑ Hombros

☑ Brazos

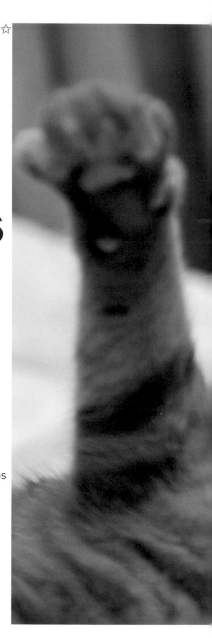

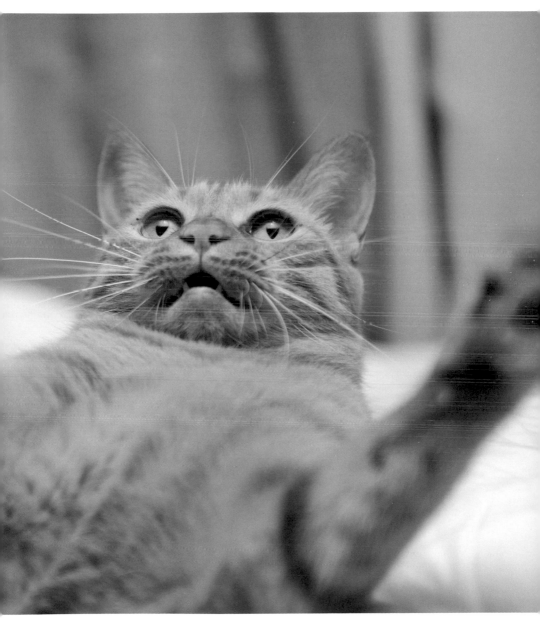

Hombros arriba y abajo

Desde la posición supina, separa un brazo o incluso un hombro del suelo, mientras doblas el codo del brazo contrario. Después cambia de lado.

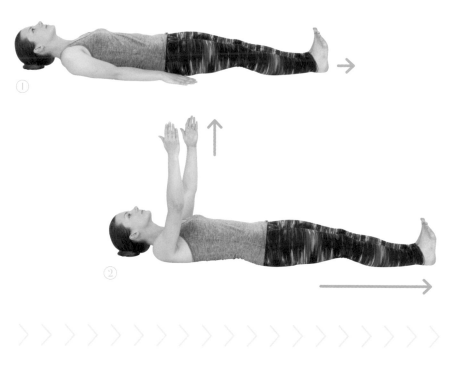

1 Acuéstate de espaldas, junta la piernas y empuja tus talones hacia delante con las puntas de los pies flexionadas.

2 Extiende los brazos hacia arriba con las palmas enfrentadas.

Beneficios:

■ Disminuye la rigidez en los hombros ■ Mejora la postura

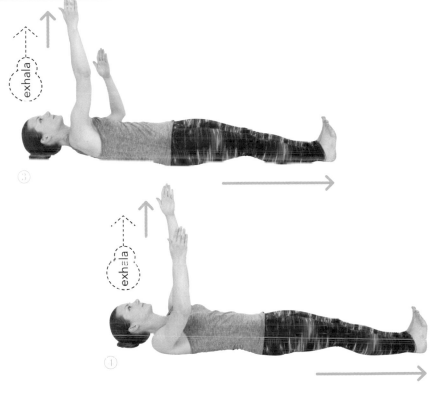

exhala

③

exhala

①

> > > > > > > > > > > > > > > > > > > >

3 En una exhalación, levanta el hombro derecho del suelo y dobla un poco el codo izquierdo. Inhala para volver a bajar el hombro derecho.

4 Cambia de lado mientras exhalas. Levanta el hombro izquierdo y dobla un poco el codo derecho. Inhala para volver a bajar el hombro izquierdo. Repítelo cinco series a cada lado.

Torsión para un día perezoso

Gira el torso con las piernas separadas y las rodillas flexionadas.

☑ Abdomen

☑ Espalda y cadera

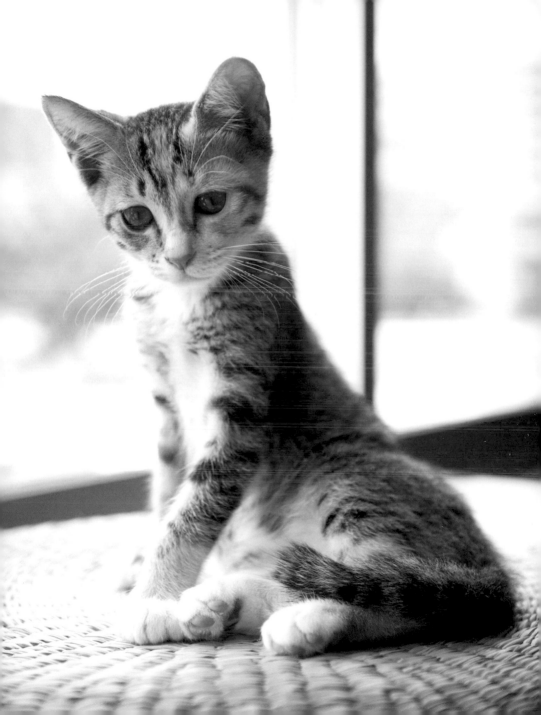

Torsión para un día perezoso

Este suave giro de torso es el estiramiento ideal para un día cansado. Se empieza desde una posición sentada con los pies planos, las rodillas flexionadas y los brazos por detrás.

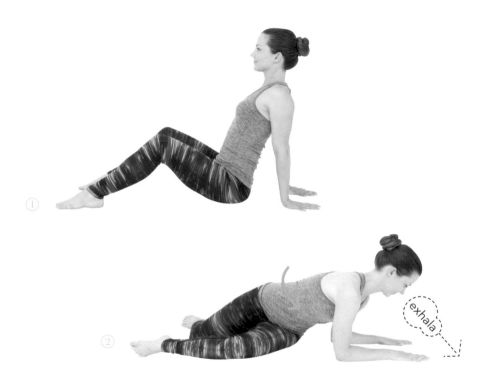

exhala

1 Siéntate con las rodillas flexionadas y los pies separados un poco más del ancho de la cadera. Inclínate hacia atrás y apóyate con las manos.

2 En una exhalación, baja las piernas hacia la izquierda mientras giras el torso en la misma dirección. Coloca los dos antebrazos en el suelo detrás de ti.

Beneficios:

- Da un masaje a los órganos internos
- Ayuda a prevenir dolores en la zona lumbar
- Ayuda a reducir el estrés ■ Ayuda a desintoxicar el cuerpo

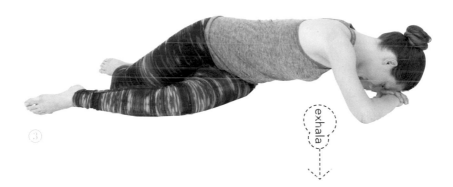

③

exhala

$\rangle\rangle\rangle\rangle\rangle\rangle\rangle\rangle\rangle\rangle\rangle\rangle\rangle\rangle\rangle\rangle\rangle\rangle$

3 Mientras exhalas, reposa la frente sobre las manos colocadas una encima de la otra. Mantén la posición durante cinco respiraciones, y luego repite el estiramiento en el otro lado.

☐ **Estiramiento de yoga** » 20 ★ ☆ ☆

Flexión sentada hacia delante

Siéntate con las piernas separadas y dóblate hacia delante.

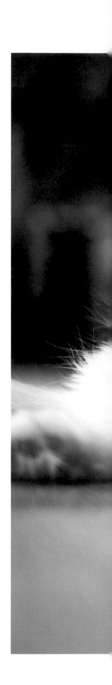

☑ Piernas

☑ Espalda y cadera

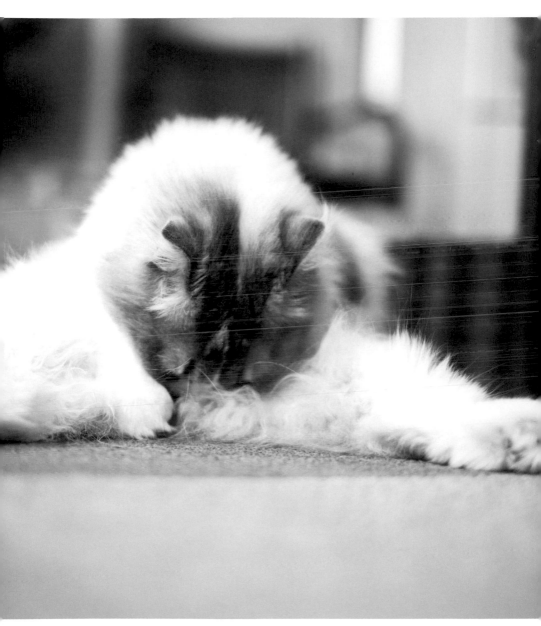

Flexión sentada hacia delante

Anímate a probar una de las posturas más populares, *upavstha konasana*, para estirar la parte posterior de las piernas, los muslos internos y toda la espalda. Asegúrate de alargar la columna antes de doblarte hacia delante.

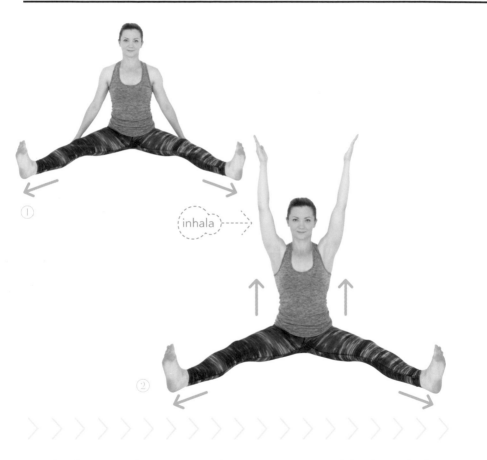

inhala

1 Siéntate con las piernas separadas. Flexiona los pies empujando lo talones hacia fuera.

2 Mientras inhalas, levanta los brazos por encima de la cabeza. Asegúrate de alargar la columna para lograr un estiramiento más profundo.

Beneficios:

■ Disminuye la fatiga ■ Puede aliviar los dolores de cabeza
■ Ayuda a reducir el estrés ■ Ayuda a aliviar el dolor lumbar

★ ☆ ☆

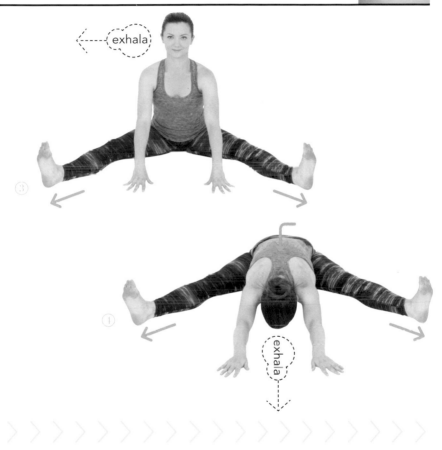

exhala

exhala

3 Mientras exhalas, coloca las manos delante de ti.

4 Inhala para volver a alargar la columna, y mientras exhalas inclínate desde la cadera para doblarte un poco más, estirando las manos hacia delante. Quédate en la posición durante cinco respiraciones.

Estiramiento sobre un costado

Túmbate de lado y separa las piernas.

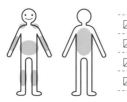

☑ Hombros y brazos

☑ Abdomen

☑ Piernas

☑ Espalda y cadera

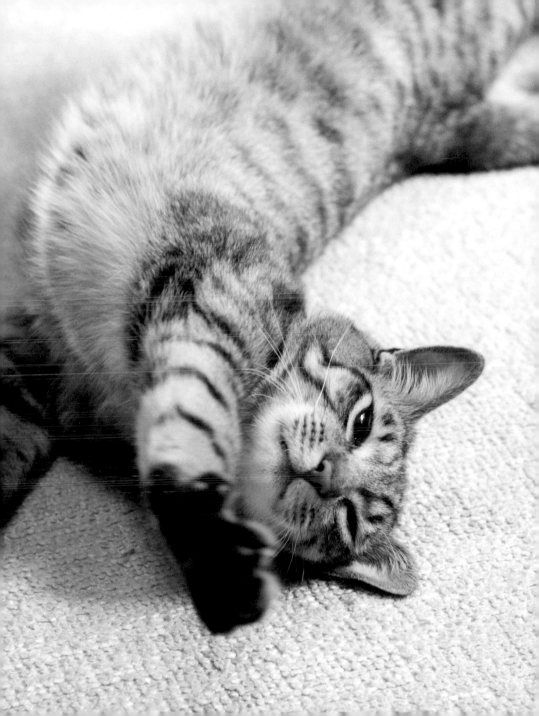

Estiramiento sobre un costado

Si quieres parecerte a tu gato y disfrutar de un estiramiento para el cuerpo entero, recuéstate sobre un costado, separa las piernas, colocando una por delante y la otra por detrás, y luego arquea la espalda.

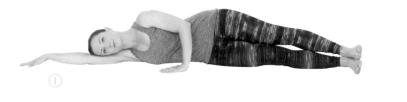

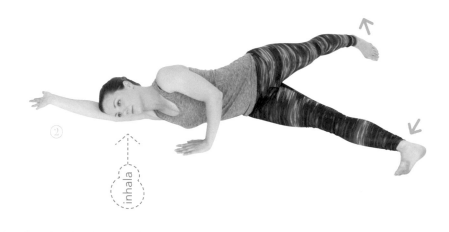

inhala

1 Acuéstate sobre el lado derecho de tu cuerpo. Reposa la cabeza sobre el brazo derecho y coloca la mano izquierda en el suelo justo enfrente del torso para ayudarte a mantener el equilibrio.

2 Mientras inhalas, coloca la pierna derecha delante y la izquierda detrás, separándolas tanto como puedas.

Beneficios:

- Libera la tensión en los hombros y en la espalda
- Fortalece el abdomen

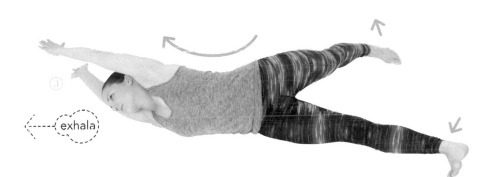

exhala

3 Mientras exhalas, arquea la espalda hacia atrás y lleva la mano izquierda por encima de la cabeza. Mantén la postura durante cinco respiraciones y luego cambia de lado.

Ponte del revés

Colócate en posición cuadrúpeda con los pies tocando a la pared, levanta las rodillas y empieza a subir las piernas por la pared.

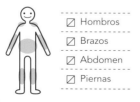

☑ Hombros

☑ Brazos

☑ Abdomen

☑ Piernas

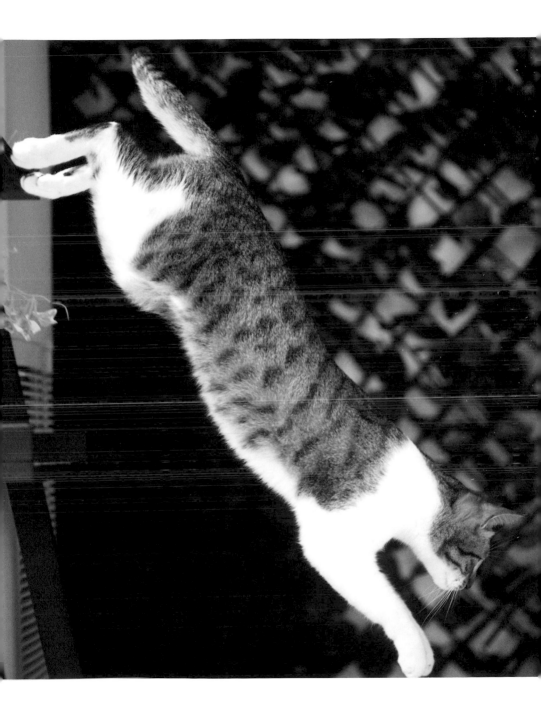

Ponte del revés

Colócate en posición cuadrúpeda con los pies tocando la pared, estira las piernas y empieza a levantar una y después la otra para ponerte del revés o cabeza abajo en esta variación de la postura del pino, *adho mukha vrksasana*.

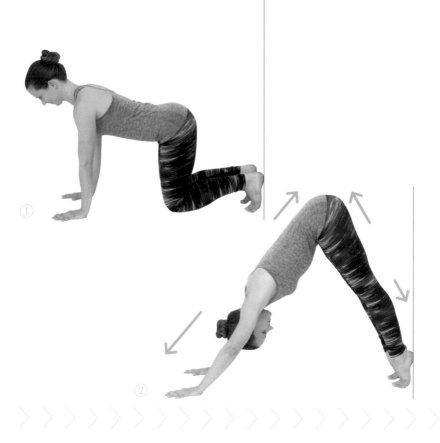

1 Coloca las rodillas y las manos en el suelo con las plantas de los pies tocando la pared.

2 Levanta las rodillas y la cadera formando una «V» invertida.

Beneficios:

- Fortalece los brazos y el abdomen
- Disminuye la rigidez en los hombros
- Ayuda a reducir el estrés ■ Ayuda a estimular la actividad cerebral

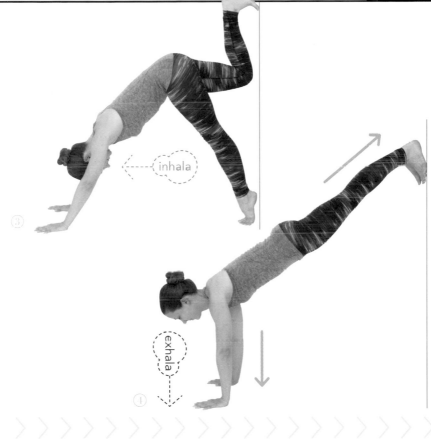

inhala

③

exhala

①

> >

3 Mientras inhalas, levanta una pierna y empuja los dedos contra la pared para levantar la otra pierna.

4 Sube los pies por la pared para empezar a estirar las piernas. Si quieres, puedes colocar las manos más cerca de la pared mientras vas subiendo los pies hacia arriba. Quédate en la postura durante cinco respiraciones. Asegúrate de guardar fuerzas para alejar las manos de la pared y regresar a la posición inicial de forma segura.

Siéntate sobre los talones

Siéntate sobre los talones e inclínate hacia atrás para estirar los muslos.

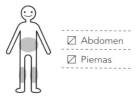

☑ Abdomen

☑ Piernas

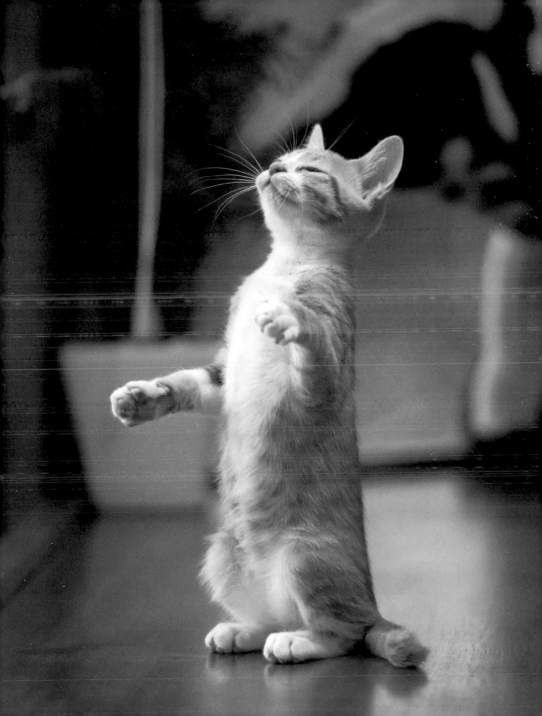

Siéntate sobre los talones

Esta posición se llama *ustrasana*, o postura del camello. Puedes probarla sentándote sobre tus talones e inclinándote hacia atrás para estirar los muslos y el abdomen.

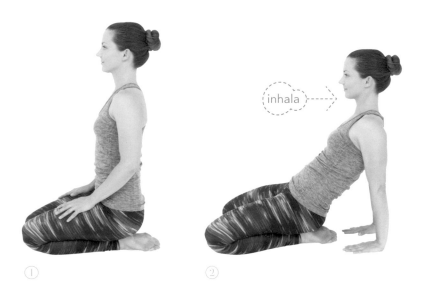

inhala

① ②

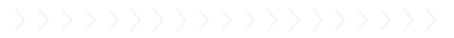

1 Siéntate sobre los talones con los pies juntos. Alarga la columna y mantén la mirada en el horizonte.

2 Abre un poco las rodillas y, mientras inhalas, lleva las manos detrás de ti con los dedos apuntando hacia la cadera.

Beneficios:

■ Ayuda a mejorar la digestión ■ Ayuda a aliviar el estreñimiento
■ Ayuda a reducir la depresión leve

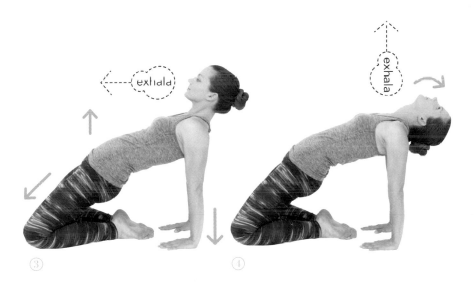

exhala

exhala

③

①

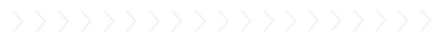

3 En una exhalación, levanta la cadera hacia arriba.

4 Si no sientes molestias en las vértebras, deja caer la cabeza hacia atrás. Mantén la posición durante cinco respiraciones.

97

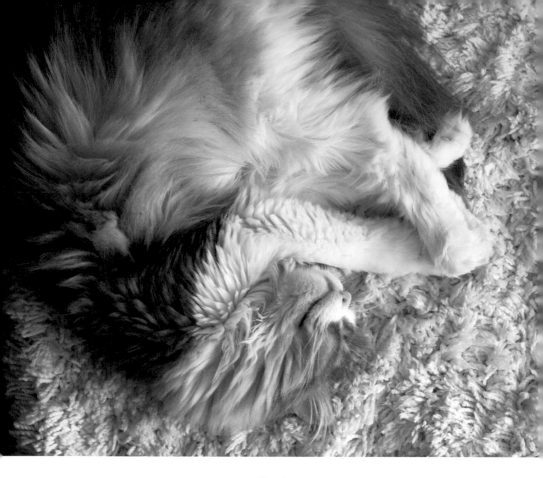

□ Estiramiento de yoga » 24 ★☆☆

Hazte una bola

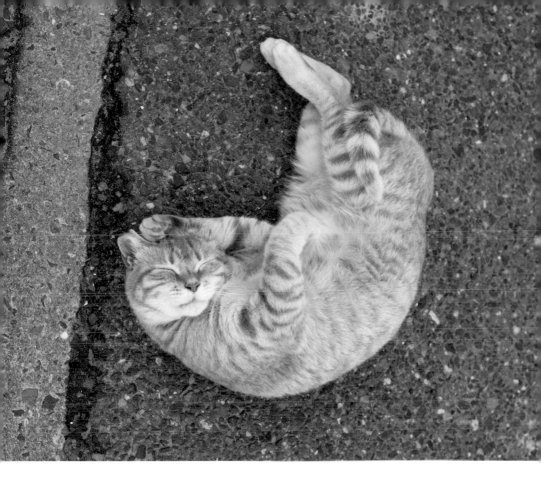

Túmbate de espaldas y abraza tus rodillas llevándolas al pecho.

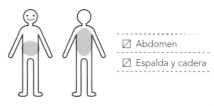

☑ Abdomen

☑ Espalda y cadera

Hazte una bola

Lleva las rodillas hacia el pecho y acerca la cabeza para hacerte una bola. Esta postura se llama *apanasana*, o postura de liberación del viento.

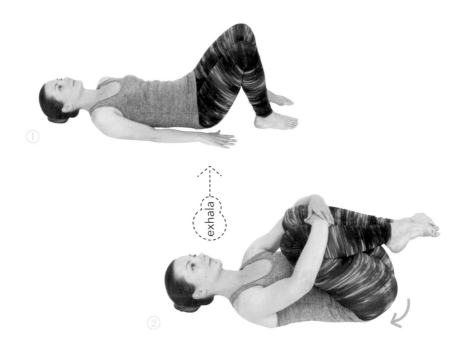

exhala

1 Túmbate de espaldas con las rodillas flexionadas.

2 En una exhalación, lleva las rodillas al pecho.

Beneficios:

- Tonifica la musculatura abdominal
- Da un masaje a los órganos internos
- Ayuda a aliviar el estreñimiento ■ Ayuda a aliviar el dolor menstrual

exhala

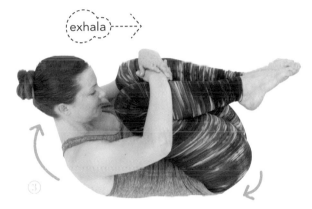

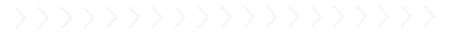

3 Mientras exhalas, levanta la cabeza y lleva la frente hacia las rodillas. Mantén la postura durante cinco respiraciones.

Estiramiento boca abajo

Levanta brazos y piernas en diagonal o todos a la vez.

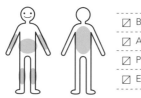

☑ Brazos

☑ Abdomen

☑ Piernas

☑ Espalda y cadera

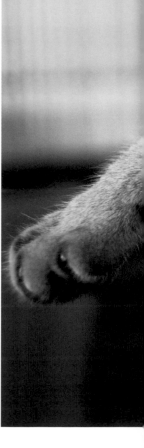

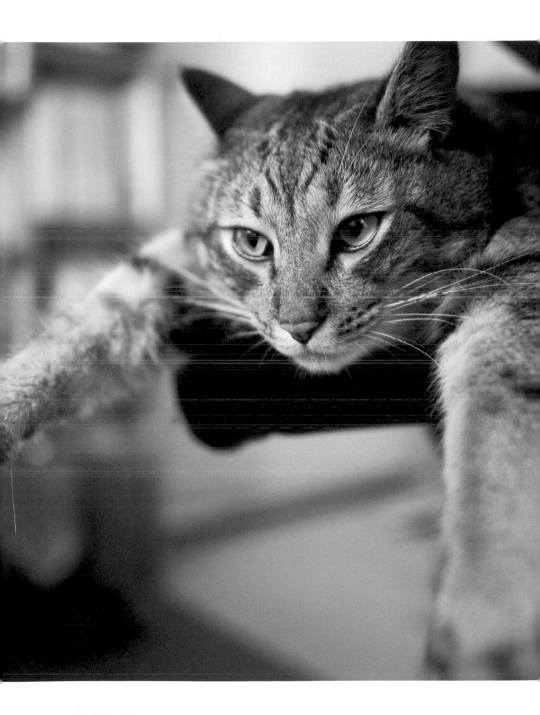

Estiramiento boca abajo

Túmbate boca abajo, extiende los brazos sobre la cabeza, levanta un brazo y una pierna en diagonal, cambia de lado y, después, levanta los dos brazos y piernas al mismo tiempo.

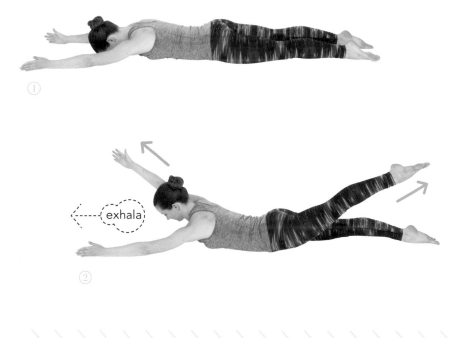

1 Acuéstate sobre el abdomen con los pies paralelos a la cadera. Extiende los brazos sobre la cabeza con las palmas enfrentadas y la frente reposando sobre el suelo.

2 Mientras exhalas, levanta el brazo derecho, la pierna izquierda y el torso. Mantén las extremidades bien estiradas.

Beneficios:

- Libera la tensión en los hombros y en la espalda
- Fortalece los músculos de la espalda
- Ayuda a mejorar la digestión ■ Ayuda a aliviar el dolor lumbar

★ ☆ ☆

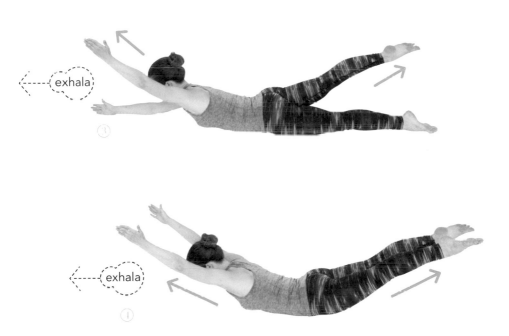

3 Baja pierna y brazo inhalando y exhala para cambiar de diagonal.

4 Vuelve a bajar inhalando. Si quieres, puedes continuar el ejercicio levantando ambas piernas y ambos brazos simultáneamente mientras exhalas. Repite los pasos del 2 al 1 cinco veces.

Postura de la silla

Flexiona las rodillas, siéntate en una silla imaginaria y lleva tus brazos por encima de la cabeza.

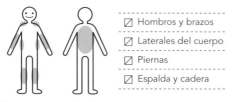

☑ Hombros y brazos

☑ Laterales del cuerpo

☑ Piernas

☑ Espalda y cadera

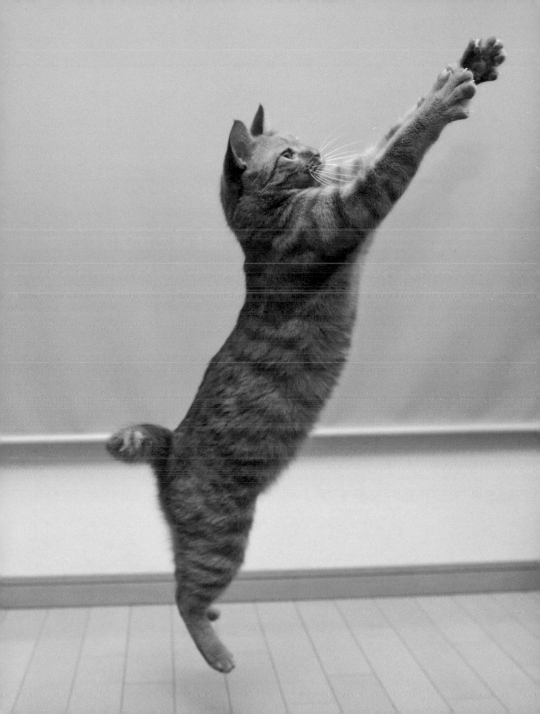

Postura de la silla

Esta postura se llama *utkatasana*, o postura de la silla. Para probarla tan solo tienes que flexionar las rodillas y sentarte sobre una silla imaginaria.

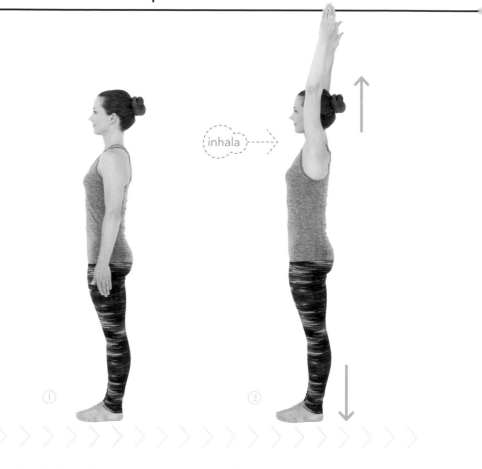

inhala

1 Colócate de pie con los pies juntos y alarga la columna.

2 Mientras inhalas, levanta los brazos paralelos por encima de la cabeza o formando una «V».

★ ☆ ☆

Beneficios:

- Libera la tensión en los hombros ■ Ayuda a reducir la depresión leve
- Fortalece las piernas ■ Mejora los pies planos

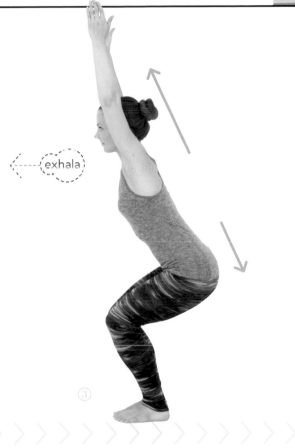

exhala

③

3 En una exhalación, dobla las rodillas y siéntate sobre una silla imaginaria. Inclina el torso hacia delante, manteniendo los brazos estirados. Quédate en la postura durante cinco respiraciones.

Postura del perro

Desde la postura del niño, levántate para colocarte en posición cuadrúpeda y estira las piernas levantando la cadera.

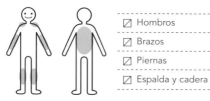

☑ Hombros

☑ Brazos

☑ Piernas

☑ Espalda y cadera

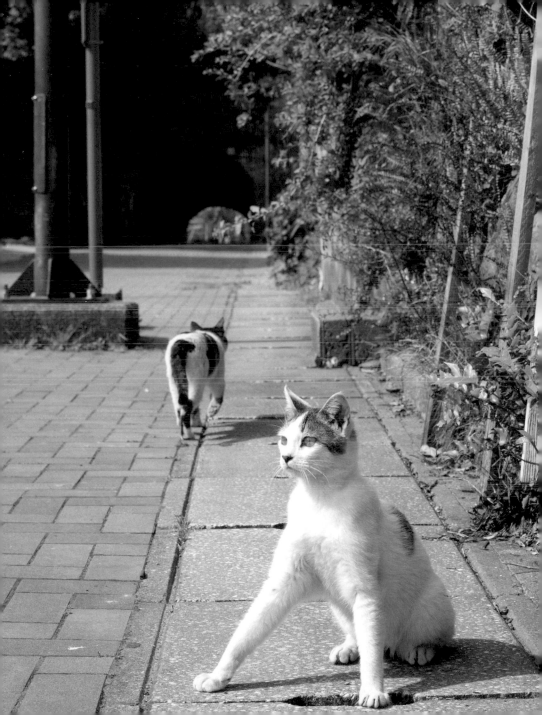

Postura del perro

Esta secuencia comienza con la postura del niño y sigue con la posición cuadrúpeda para llegar a la postura del perro llevando la cadera hacia arriba.

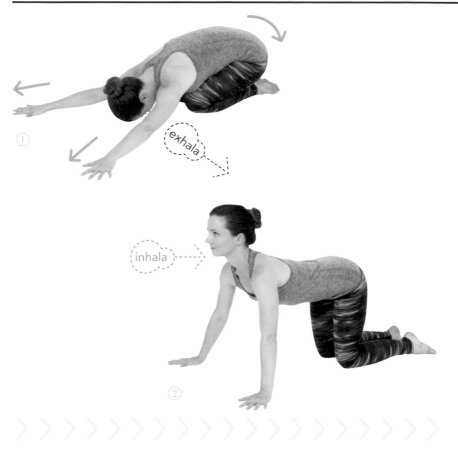

1 Siéntate sobre tus piernas con las rodillas separadas. Inclínate hacia delante y apoya la frente en el suelo. Extiende los brazos por encima de la cabeza con las palmas tocando el suelo en la postura del niño.

2 En una inhalación, colócate en posición cuadrúpeda.

Beneficios:

- Fortalece brazos y piernas ■ Ayuda a aliviar el dolor menstrual
- Ayuda a prevenir la osteoporosis

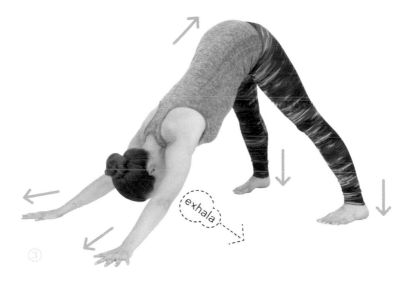

exhala

③

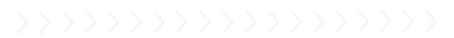

3 Mientras exhalas, levanta la cadera y empieza a extender las piernas. Presiona las palmas contra el suelo y aleja la cadera de la manos para alargar la columna. Dirige la mirada hacia los pies. Mantén la postura durante cinco respiraciones.

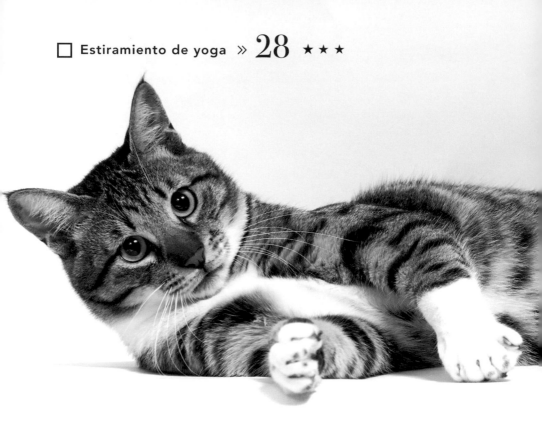

¡Arriba esa pierna!

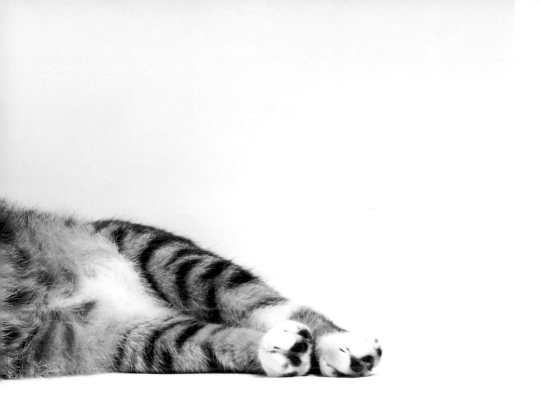

Colócate de lado y levanta la pierna hacia el techo.

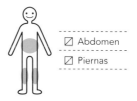

☑ Abdomen

☑ Piernas

¡Arriba esa pierna!

Túmbate de lado y levanta la pierna hacia el techo en *anantasana*, una postura que ayuda a mejorar la flexibilidad y el equilibrio.

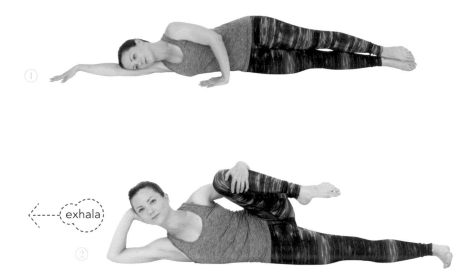

①

←----- exhala

②

> >

1 Túmbate sobre el lado derecho colocando una pierna encima de la otra. Descansa la cabeza encima de tu brazo derecho extendido y coloca la palma de tu mano izquierda delante de ti para ayudarte a mantener el equilibrio.

2 Mientras exhalas, lleva la rodilla izquierda hacia la axila de ese lado. Aguanta la rodilla con la mano izquierda.

Beneficios:

- Ayuda a mejorar la digestión ■ Tonifica las nalgas
- Mejora el equilibrio
- Ayuda a aliviar el dolor lumbar ■ Fortalece el abdomen

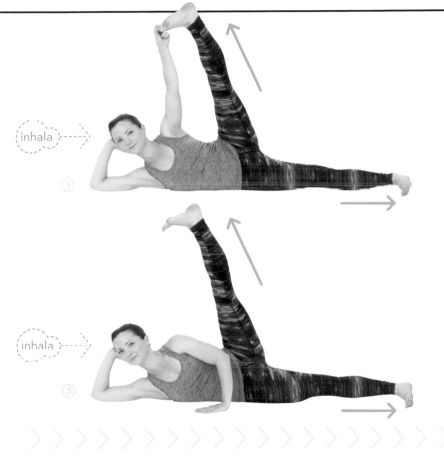

inhala

inhala

3 Tienes dos opciones. 1) Puedes agarrar el dedo gordo del pie con los dedos pulgar e índice y estirar tu pierna hacia el techo como se muestra en la foto de arriba. 2) O puedes levantar la pierna hacia el techo manteniendo la mano apoyada en el suelo como se muestra en la foto de abajo. Independientemente de la versión elegida, mantén la postura durante cinco respiraciones y, a continuación, repítela hacia el otro lado.

Postura del pez

Dóblate hacia atrás con las piernas estiradas y apoya la coronilla en el suelo.

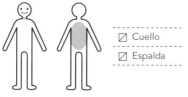

☑ Cuello

☑ Espalda

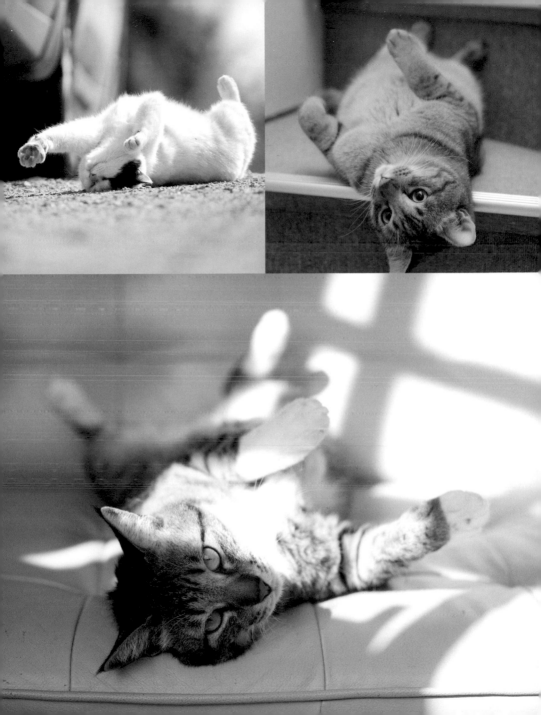

Postura del pez

Con las piernas extendidas, inclínate lentamente hacia atrás hasta apoyar la coronilla en el suelo para hacer la postura del pez o *matsyasana*.

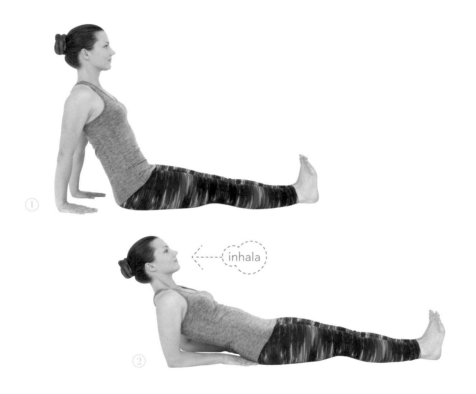

inhala

1   Siéntate con las piernas extendidas. Inclínate un poco hacia atrás con las manos colocadas detrás de ti y las palmas apuntando hacia la cadera.

2   En una inhalación, baja el torso flexionando los codos.

Beneficios:

- ■ Libera la tensión en los hombros y en la espalda
- ■ Ayuda a mejorar la respiración ■ Ayuda a reducir la depresión leve
- ■ Ayuda a aliviar el dolor lumbar ■ Disminuye la fatiga

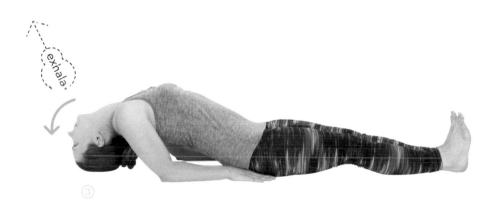

exhala

> > > > > > > > > > > > > > > > > > >

3 Mientras exhalas, desplaza los brazos hacia los pies y lleva la cabeza hacia abajo hasta que consigas apoyar la coronilla en el suelo. Mantén la postura durante cinco respiraciones.

Corazón abierto

Extiende los brazos hacia delante, con las rodillas
y la frente apoyadas en el suelo.

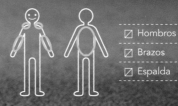

☑ Hombros

☑ Brazos

☑ Espalda

Corazón abierto

Desde la posición cuadrúpeda, extiende los brazos hacia delante y lleva tu frente hacia el suelo en *ana-hatasana* o la postura del cachorro estirado.

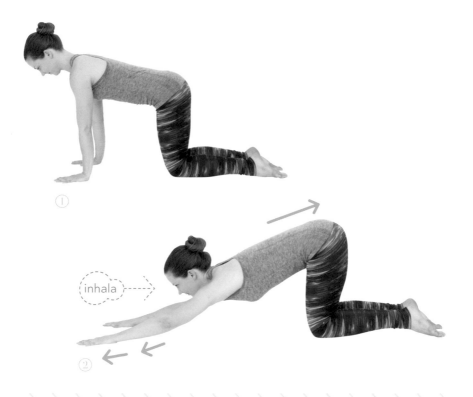

inhala

1 Colócate en posición cuadrúpeda, teniendo cuidado de colocar las rodillas bien alineadas con tu cadera. Alarga la columna, prestando especial atención a tus vértebras.

2 Mientras inhalas, empieza a extender los brazos hacia delante, manteniendo la cadera alineada con tus rodillas.

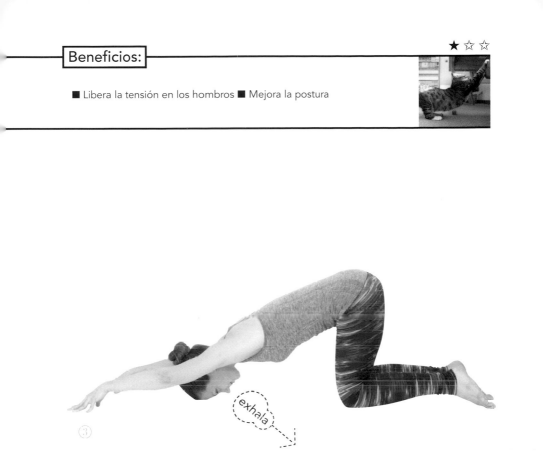

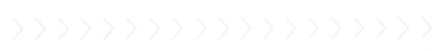

Beneficios:

■ Libera la tensión en los hombros ■ Mejora la postura

③

exhala

3 Baja la frente en una exhalación. Levanta las palmas de las manos, dejando las puntas de los dedos en contacto con el suelo. Mantén la postura durante cinco respiraciones.

Estiramiento de yoga » 31 ★ ☆ ☆

Relax +
descanso

Túmbate de espaldas
y relájate con los cerrados.

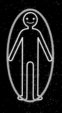

☑ Cuerpo entero
☑ Mente

Relax + descanso

Acuéstate de espaldas con los brazos ligeramente separados del cuerpo y deja caer tus pies hacia fuera en *savasana* o postura del cadáver. ¡Sí, esta también es una postura de yoga!

Beneficios:
- ■ Relaja el cuerpo y la mente ■ Ayuda a reducir el estrés
- ■ Disminuye la fatiga ■ Reduce la presión arterial
- ■ Puede aliviar los dolores de cabeza

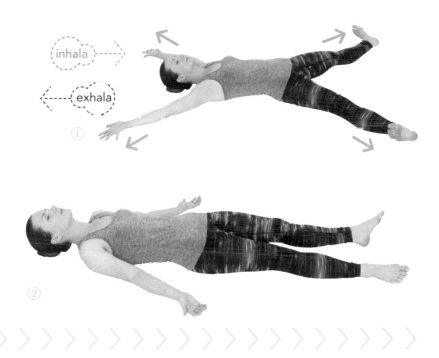

inhala

exhala

1 Túmbate de espaldas y separa brazos y piernas de manera que tu cuerpo adopte la forma de una «X» en el suelo. Mantén la posición durante cinco respiraciones.

2 Lleva los brazos a los laterales dejándolos ligeramente separados del torso con las palmas mirando hacia arriba. Coloca las piernas separadas un poco más del ancho de la cadera y deja caer los pies hacia fuera. Cierra los ojos y quédate en esta posición durante 5 o 10 minutos.

127

Título original: Yoga with Cats: 31 Yoga Stretches Inspired by Cats
© 2016, Transworld Japan Inc.

© 2017, NIPPAN IPS Co., Ltd.

© 2018, Redbook Ediciones, s. l., Barcelona

Edición original japonesa publicada en 2016 por Transworld Japan Inc.

Derechos de la traducción al español acordados con NIPPAN IPS Co., Ltd.

Traducción y compaginación: Amanda Martínez Richling

Supervisión editorial: Masako Miyakawa

Fotografías de los gatos: Akimasa Harada
https://www.flickr.com/photos/rampx/

Fotografías de la modelo: Mami Yamada
http://www.mamiyamada.jp/

Modelo: Karin Ahlin
http://www.karinahlin.com/

Realizado en cooperación con Be Fluent NYC
http://www.befluentnyc.com

Diseño: Yoko Komatsu
Responsable de la publicación: Aya Nihei
Director editorial: Fuyuko Kita
Editor de la publicación japonesa: Hiroshi Sano

ISBN: 978-84-9917-523-2

Depósito legal: B-6.055-2018

Impreso por Sagrafic, Pasaje Carsi 6, 08025 Barcelona

Impreso en España - *Printed in Spain*